陕西理工大学教材建设经费资助出版

舞动

理论与实践

郝 勤 编著

九 州 出 版 社
JIUZHOUPRESS

图书在版编目（CIP）数据

舞动理论与实践 / 郝勤编著 . –– 北京：九州出版
社 , 2021.6

ISBN 978-7-5225-0290-8

Ⅰ . ①舞… Ⅱ . ①郝… Ⅲ . ①舞蹈—精神疗法—研究
Ⅳ . ① R493

中国版本图书馆 CIP 数据核字 (2021) 第 145266 号

舞动理论与实践

作　　者：郝　勤　编著
责任编辑：赵恒丹
出版发行：九州出版社
地　　址：北京市西城区阜外大街甲 35 号 (100037)
发行电话：(010)68992190/3/5/6
网　　址：www.jiuzhoupress.com
电子信箱：jiuzhou@jiuzhoupress.com
印　　刷：三河市嵩川印刷有限公司
开　　本：710 毫米 × 1000 毫米 16 开
印　　张：11.25
字　　数：190 千字
版　　次：2021 年 8 月第 1 版
印　　次：2021 年 8 月第 1 次印刷
书　　号：ISBN 978-7-5225-0290-8
定　　价：68.00 元

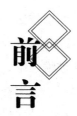

前言

　　舞动是一种科学有效的心理干预方式，也是一种创造性艺术治疗，从 20 世纪在美国兴起发展至今，逐渐得到了专业人士的认可。与传统的心理治疗相比，舞动有着其独特之处，它强调情绪和身体的相互连接性，以及创造力能够促进心理的健康。在身体层次上，舞动帮助人们加强肢体的协调能力，提高身体素质；在情感层次上，舞动帮助人们变得更愉悦和自信，并且赋予人治疗方法与工具，宣泄语言不能或不足够表达的各种情绪，如愤怒，失望等；在精神层次上，舞动能提高人的认知能力、动力和记忆力。当传统的心理治疗途径难以用语言方式接近和治疗病人时，舞动无疑是一种很好的选择，不仅与传统心理治疗相辅相成，且帮助人们充分调动自身的潜力，避免因药物治疗带来的副作用。

　　舞动不仅用于心理疾病的病人，也可用于需要心理干预的亚健康人群，还用于高功能人群的自我成长。作为医学、心理学、艺术学的交叉产物，它通过表情、动作等非言语方式促使来访者的情绪、认知、心理、生理、社会性的整合，以修通和疗愈情绪、心理、行为和人际沟通障碍和创伤，释放消极情绪，提升自我觉察和自主意识，促进潜能开发。

　　本书以"舞动理论与实践"为选题，在内容编排上共设置十章：第一章内容包括舞动概述、舞动的历史、舞动的理论依据与模式；第二章分析舞动心理学理论基础，内容涉及弗洛伊德和荣格心理学理论、埃里克森人生发展阶段论、身心合一理论、性格肢体形态与心灵肢体分裂理论；第三章至第六章分别对拉班动作、切斯技法、凯斯腾伯格动作、真实动作进行详尽论述与分析；第七、八、九章研究儿童舞动、成人舞动、老人舞动；第十章对舞动创编进行探讨，内容涉及舞动创编思维、舞动创编语言与结构、混合表达艺术治疗研究、舞动的未来展望。

全书在内容布局、逻辑结构、理论创新诸方面都有独到之处，对舞动相关理论与动作进行详细论述，注重理论与实际的结合，使读者能够从理论上获得指导。

本书在撰写过程中得到许多专家学者的指导和帮助，在此表示诚挚谢意。由于学术水平以及客观条件限制，书中所涉及的内容难免有疏漏之处，希望读者能够积极批评指正，以待进一步修改。

作者

2020 年 7 月

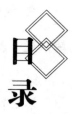

目 录

第一章　绪　论 ……………………………………………………… 001

　　第一节　舞动概述 ………………………………………………… 001

　　第二节　舞动的历史 ……………………………………………… 005

　　第三节　舞动的理论依据与模式 ………………………………… 008

第二章　舞动心理学理论基础 ……………………………………… 014

　　第一节　弗洛伊德和荣格心理学理论 …………………………… 014

　　第二节　埃里克森人生发展阶段论 ……………………………… 018

　　第三节　身心合一理论 …………………………………………… 023

　　第四节　性格肢体形态与心灵肢体分裂理论 …………………… 030

第三章　拉班动作分析 ……………………………………………… 037

　　第一节　多角度拉班动作分析 …………………………………… 037

　　第二节　拉班动作解析体系 ……………………………………… 047

第四章　切斯技法 …………………………………………………… 053

　　第一节　切斯技法的核心理论 …………………………………… 053

　　第二节　切斯技法分析 …………………………………………… 057

第五章　凯斯腾伯格动作侧写 ……………………………………… 070

　　第一节　凯斯腾伯格动作的理论依据 …………………………… 070

第二节　凯斯腾伯格动作轮廓体系 ⋯⋯⋯⋯⋯⋯⋯⋯ 073

第六章　真实动作 ⋯⋯⋯⋯⋯⋯⋯⋯⋯⋯⋯⋯ 075

第一节　真实动作简述 ⋯⋯⋯⋯⋯⋯⋯⋯⋯⋯⋯⋯ 075

第二节　真实动作分析 ⋯⋯⋯⋯⋯⋯⋯⋯⋯⋯⋯⋯ 081

第七章　儿童舞动 ⋯⋯⋯⋯⋯⋯⋯⋯⋯⋯⋯⋯ 087

第一节　儿童动作的发展分析 ⋯⋯⋯⋯⋯⋯⋯⋯⋯ 087

第二节　儿童早期发展与干预 ⋯⋯⋯⋯⋯⋯⋯⋯⋯ 095

第三节　儿童舞动的治疗教育方案 ⋯⋯⋯⋯⋯⋯⋯ 101

第八章　成人舞动 ⋯⋯⋯⋯⋯⋯⋯⋯⋯⋯⋯⋯ 111

第一节　成人生理与认知发展 ⋯⋯⋯⋯⋯⋯⋯⋯⋯ 111

第二节　成人心理社会发展 ⋯⋯⋯⋯⋯⋯⋯⋯⋯⋯ 122

第九章　老人舞动 ⋯⋯⋯⋯⋯⋯⋯⋯⋯⋯⋯⋯ 128

第一节　老人生理与认知发展 ⋯⋯⋯⋯⋯⋯⋯⋯⋯ 128

第二节　老人心理社会发展 ⋯⋯⋯⋯⋯⋯⋯⋯⋯⋯ 135

第十章　舞动创编 ⋯⋯⋯⋯⋯⋯⋯⋯⋯⋯⋯⋯ 139

第一节　舞动创编思维 ⋯⋯⋯⋯⋯⋯⋯⋯⋯⋯⋯⋯ 139

第二节　舞动创编语言与结构 ⋯⋯⋯⋯⋯⋯⋯⋯⋯ 151

第三节　混合表达艺术治疗研究 ⋯⋯⋯⋯⋯⋯⋯⋯ 165

第四节　舞动的未来展望 ⋯⋯⋯⋯⋯⋯⋯⋯⋯⋯⋯ 169

参考文献 ⋯⋯⋯⋯⋯⋯⋯⋯⋯⋯⋯⋯⋯⋯⋯⋯ 170

第一章　绪　论

舞动作为现代舞发展与心理学结合的产物，主要通过动作的非言语沟通对潜意识进行直接干预。作为艺术疗法中的一种，近年来被引入中国并逐渐受到心理学界的关注与认可，对普通人群的情绪、自我提升及身心整合有很好的效果，应用十分广泛。本章内容包括舞动概述、舞动的历史、舞动的理论依据与模式。

第一节　舞动概述

一、舞动的概念界定

舞动又名动作治疗，是利用身体动作为媒介，整合一个人的情绪、生理与心理问题。舞动可以协助个体在身体、意识、社会上的认知情感方面有更好的发展、改变及更健康的功能。

舞动并非单纯通过跳舞或者舞蹈表演来进行治疗，不必经过技巧的学习和训练，而是更侧重于动作本身所表达的含义，并关注于身体觉察（即对身体的感知和感受）以及如何更好地运用身体本身去表达意识。它的基本原理是用身体反映心理状态，是精神分析流派心理动力学中一个重要认知，即身体与意识是联结的，伴随能量流动并且可以相互影响。

除了动作表达本身，舞动还强调"被看见"的过程。每个人都需要以自己本来的样子、不被评价地被看见，不仅是被他人看见，同时也被自己看见。同时这种被看见不仅是看见身体和动作，也是对自我，即"我"的存在的一种认可。

舞动通过对身体的察觉和内在的探索，一方面可以将被压抑的潜意识激发到意识层面进行处理，达到治疗效果；另一方面也可不必经过意识化过程，通过动作直接对其主要矛盾进行干预。

二、舞动的主要特点

舞动最主要的、也是区别于其他艺术疗法的特点就是非言语性，主要通过肢体语言这一非言语的沟通方式进行活动。身体是生命的基础，是人类赖以生存的根本，也是人们交流和沟通的主要载体，但却较少被关注和运用，并且因为习惯性的身体运用使得身体产生固化和僵硬，阻碍了内在的能量流动，从而可能导致一系列问题的产生。舞动通过对身体的调节和练习正确的运用方法，将固化的身体打开，训练和觉察不同的身体部位，尤其是较少运动的部位，再把身体的各个部分进行整合，从而提高身体的感知能力、协调能力和表达能力，进而达到治疗的目的[①]。

舞动的第二大特点是身心的联结与融合。舞动基本假定身心是一个整体，即心智层面的体验也会在身体层面体验到，而身体层面的变化则会带来认知和情感层面的变化。现代社会的人们习惯于较多地运用头脑解决问题，缺乏身体的利用和感受，使得意识情感与身体感受产生分离，进而引发心理问题。而舞动强调身心的联结，将意识更多地关注于感受身体的状态，用身体去感受情绪和状态，并将身体与意识融合，打通身体与意识的断层，整合意识情绪与身体，达到生命的整体性与和谐发展。身体蕴含着人们所有的记忆和情绪，但是却并不容易为人们所感知，舞动让身体先于意识并带领意识，通过身体的自由表达，将潜意识通过身体进行外化，从而上升到意识层面，再由动作干预直接作用于潜意识，更有效地对人的创伤进行疗愈，避免了意识工作干预中潜意识对创伤进行修改和掩盖，这体现了舞动的直接性。

---

① 王雨帆. 舞动生命的需要——舞蹈治疗 [J]. 戏剧之家，2018（22）：128.

除此之外，舞动还具有接纳性和创造性。舞动自始至终强调动作没有好坏之分，任何动作的表达都是被允许的，不仅被他人接纳，更重要的是被自己所接纳。而创造性是舞动作为艺术疗法的特点之一，艺术疗法认为创造性能够调动人的积极性，激发人的内在动力。

三、舞动的重要价值

舞动弥补了传统谈话心理疗法的不足，在解决来访者情绪等方面问题具有明显优势，因不直接作用于创伤和情绪问题本身，避免了来访者对一些问题的回避、阻抗和无意识等情况，不仅和传统心理治疗相辅相成，其独特的沟通方式也有助于人们充分调动自身的潜力，避免了因为药物治疗带来的身体和精神上的副作用。

对于一般的人来说，舞动可以作为一种保持健康、促进身心整合以及开发自我潜能的身体工作模式。通过自由的舞动进行表达，在身体与潜意识的互动中，打破僵化和习惯，对身体进行调适，开发出更优化的行为模式，创造出新的自我风格。同时舞动也可以运用于情绪调节、压力管理、人际交往、亲密关系、儿童发展、内在成长以及性议题等方面，应用范围十分广泛。

医学方面，舞动可以广泛应用于精神科、疗养院、治疗康复中心、特殊学校等，可以对精神分裂、老人痴呆、忧郁症、儿童多动症、自闭症、学习障碍等精神类疾病患者进行有效干预，对癌症患者进行积极引导，还可以对疾病恢复产生积极作用。

舞动心理治疗用全新的理念和独特的治疗方式扩展了人们对心理治疗的认识，也为心理治疗提供了新的途径和思路，并为各领域解决实际问题提供了新的理论和方法。舞动还赋予舞蹈艺术一种新的价值，同时它的一些技法也对舞蹈评估、动作分析和记录有很大帮助，其中的去程式化也让舞者在探索自身和深层意义的表达与发挥上有所提升，它使人们更加重视自身的身心整合与和谐统一。

四、舞动的基本原理

（1）镜像。镜像技术在舞动实操中的目的：一是与来访者调频共振，二是创造共情的连接。通过身体上和情感上的调频共振，治疗师激活了参与者的镜像神经元，参与者可从他们能够感觉到的身体经验中提取心理经验。社会心理学中的镜像自我，是指把他人当作镜子来进行自我感知、自我评价。而个体自我概念的来源并不是他人如何评价自己，而是个体自己"认为"别人如何评价自己。在舞动疗法中，个体通过被引导和自我修通去改变这一现象①。

（2）社会具身。社会心理学贡献了一系列身体基于动作的研究，最突出的是社会具身方法。具身是指在社会互动及在社会信息处理中扮演主要角色时产生的身体状态，比如姿态、面部表情等。社会具身效应有四种类型：①感受到的社会刺激元会引起身体层面的状态。②感知他人身体层面的状态会引起自身身体层面的模仿。③自身身体层面的状态会引起情感状态。④身体层面的状态和认知状态的兼容性将调节行为或绩效上的有效性。

（3）情感/认知与运动/行为的双指向性。社会心理学研究发现：一方面，情感/认知会引起特定的运动行为（身体层面的表达）。另一方面，特定的运动/行为也会导致特定的情感/认知。比如，当个体情绪沮丧时，身体也会呈现弯腰驼背。当个体练习上扬嘴角，抬头挺胸等表情和姿势时，身体行为通过神经元作用于大脑就会使个体感到愉悦。舞动接受了这一观点，通过体验、创作、练习积极开放性的动作，达到修通负面认知的作用。

（4）动作隐喻。动作隐喻是动作或姿势中的表征意义。情绪如果不健康，外在身体形态也会扭曲。例如，有些人会屏住呼吸，限制身体空间的使用，断开身体各个部位的连接，阻断对内疚、攻击等感觉的体验。舞动创始人切斯认为舞动中的元素（如时间、力量、流动）具有治疗的功能。事实上，真正起作用的不是某个动作本身，而是通过身体行为帮助个体了解自己，并允许自己去体验身体的各种变化，激发身体能量，提升身体的控制和移动，探索新的存在方式，成就真正的改变。

---

① 谢晖，王深. 舞动的理论基础与研究现状［J］. 心理月刊，2018（02）：31-33.

第二节　舞动的历史

一、舞动的形成与建立

舞动源于欧洲，兴于美国。尽管现代舞、欧洲乐舞、非言语行为的研究、现代心理学发展多发端于欧洲、但由于历史的原因，迁徙、汇聚到了美国。第一代舞动师们都是舞者，有着多年的舞台艺术表演经历，她们是舞动的开创者，通过自身独特的舞蹈疗法，为以后舞动系统的发展奠定了坚实的实践基础。目前美国公认的第一代舞动先驱有玛丽安切·斯、布兰奇·埃文、莉莉安艾·斯本纳克、玛丽·怀特豪斯、楚迪·舒、艾玛·霍金斯六位，她们为之后的舞动发展奠定了坚实的基础。

（一）舞动早期概念的形成

舞动早期概念的形成要从心理学大师弗洛伊德说起，弗洛伊德通过人们的语言进行心理动态分析。他的三名学生（阿尔弗雷德·阿德勒、威廉·赖希和卡尔·荣格）把他的理论进一步发展推进到更深层次的研究。他们不仅运用老师教授的对人的语言进行心理动态分析，还进化了研究的可能性，开始对人的肢体动作产生注意力。

荣格主张活跃想象，引导病人表达潜意识，主张用舞蹈作为直接的表达舞出自己的梦。威廉·赖希把对病人的心理分析转向了对病人周边事物的观察，通过观察病人的肢体动作，分析病人内心压抑情绪的原因，分析病人是通过怎样的身体语言表达的，由此，威廉·赖希创立了一套关于肢体防御及肢体自适应活动模式的性格分析系统。在以往的心理学分析基础上，设计一些动作练习来疏通患者心理的紧张情绪，让心理情感有效地表达并释放出来。他的学生进一步发扬了老师的理论并创建了一个现代心理治疗的程序，其充分结合人的身体、心理、语言等表现方式，为舞动提供了一套完整的可行性方案。

（二）舞动理论的正式建立

玛丽安·蔡斯是舞动在美国的第一人，起初蔡斯在华盛顿开设了自己的舞蹈学校，从事舞蹈教学，在教学过程中，通过每个人的舞蹈动作观察，逐渐意识到舞动对学生的影响。之后，她便开始将舞蹈教学内容侧重到个人的需要。1942年，精神专家邀请蔡斯到圣伊丽莎白医院为这里的精神分裂症的病人进行治疗。当时的精神病还没有有效的药物支持，大多采用物理治疗。蔡斯通过观察病人状态，用群体治疗形式，播放温和音乐带领病人进行舞动。在这个过程中，病人们的精神得到了放松，情绪逐渐变得稳定，性格也变得活泼开朗起来，他们开始互相交流，渐渐从战争的阴影中走出来。精神科医生意识到蔡斯舞蹈班对患者的积极作用，便称她为舞蹈治疗师。随后蔡斯便在自己的学校建立了舞蹈治疗理论，开始招收这方面学生。

舞动的另一个重要创始人是玛丽·怀特豪斯，她把荣格分析法引入舞动，以荣格"活跃想象"的概念为基础，将自己的舞蹈与荣格的原则相结合，她认为人内部的动觉感触可以引发自身的身体动作，潜意识想法可以通过动作激发出来，因此她把舞蹈和动作纳入她的精神心理治疗程序，为之后的舞动研究提供了强有力的历史依据。特鲁迪·朔普是美国西部的舞动开创者，是一名专业的舞蹈演员，二战期间，在医院工作引导病人通过想象和躯体认知改变心态。朱迪思·凯斯腾伯格通过对儿童动作发展的研究，把鲁道夫·拉班的动作分析理论引入舞动，并创建了一套完整的儿童舞动诊断依据，伊姆加德·芭田妮芙把拉班的动作分析体系有效运用到舞动的临床实践中。布兰奇·埃文、利尔简·伊斯本纳卡、阿尔玛·霍金斯、诺玛·坎纳和伊丽莎白·波尔克等，把舞动引进不同的领域，如自闭症儿童、小儿麻痹症儿童、老年痴呆症、帕金森病、生理残疾人、抑郁症、焦虑症、有酗酒成瘾的患者等，把舞动的理论运用到临床实践中，并逐步健全和完善。

20世纪70~80年代，越来越多的学者对舞动产生了浓厚的兴趣，舞动的实验成果也得到了各界的认可，舞动正式成为了一种新兴的心理治疗模式，也因此设立了专门的治疗协会、治疗机构，并开设了学校等。

二、舞动的发展现状

近些年来，随着舞动的广泛应用，国内外的研究者将舞动广泛地用于自我接纳、抑郁、幼儿注意力培养、社交焦虑，人际关系及各类人群的发展性问题中，在中学生、大学生的人际交往领域和幼儿及特殊儿童的教育领域进行了一些研究。

例如，有不少学者将舞动应用于抑郁情绪的研究中，并发现经过舞动辅导，个体的抑郁症状减轻，自我效能增加。针对幼儿的自制力培养研究中的必要性和可行性，学者们也提出了舞动辅导的具体应用指导①。还有学者针对地震后情绪和行为障碍儿童，特殊儿童（身体、感官、智力、情绪、行为、言语或沟通能力上的残疾），有心理问题的幼儿（如冲动倾向，攻击行为，自卑，孤僻，胆小，退缩，过度敏感等）进行舞动干预，并对舞动的方法和技术进行探讨，为学前儿童身心健康发展和托幼机构个别化教育计划的制定和实施提供理论基础和实践依据。学者还通过舞动对中美学前行为问题儿童进行干预，结果证明舞动对儿童行为问题中的多动问题和注意力障碍有积极作用，且追踪测试显示良好的后续效果。

在大学生的人际交往干预研究中，通过对存在不良人际交往的大学生进行舞动团体辅导，使用了量的研究和质的研究相结合的方法，探讨舞动团体辅导改善大学生人际交往的情况，发现舞动疗法对于人际交往和人际调控有显著的积极作用。通过舞动对大学生自我接纳和自我效能感进行干预，得出结论，舞动能有效改善大学生自我接纳和自我效能感。通过舞动对高校辅导员职业倦怠进行干预。结果显示舞动后职业倦怠的情绪耗竭得分显著下降，成就感得分和自我效能感得分显著增加，证明舞动能有效改善高校辅导员职业倦怠，为舞动对其他领域职业倦怠的干预研究打下基础。

目前，舞动作为一种新兴的心理治疗方法还没有被大众所熟知，也只运用于有限的领域中，如心理领域和教育领域②。希望更多的研究者和心理工作者能够在现有研究的理论基础和实践依据之上进一步探索舞动的有效性，并将舞动运用于更多的领域，造福更多需要帮助的人。

---

① 罗轶. 舞动 [J]. 艺术评鉴，2016（11）：178-179+183.

② 陈华，张晶璟，诸顺红，等. 舞动在精神康复中的运用探索 [J]. 健康教育与健康促进，2017，12（05）：427-430.

第三节　舞动的理论依据与模式

一、舞动的理论依据

舞动的方法特殊，它强调身体和思想并重、语言和非语言兼用，以激发人类健康潜能为基础，不专注于处理病症。它是让患者参与到舞蹈肢体动作中，通过对患者肢体动作的调整，加以引导，加强患者间的合作，激发患者的意识与潜意识，以及对那些无法用语言表达身心的患者进行肢体上的心理疏导。这种疗法不局限于消除或减轻病症，而是能很好地提高人们的潜力和创造力，激发人的本质力量、整理事务的能力和应用能力，从根本上提高人们身体、心理、智力以及行为等各方面的发展与反应。

舞动把身体作为语言的一部分，通过放松的自由舞蹈状态下展现个人内在的，无法用语言来表达情感的原因，以身体为主要治疗媒介，体验为主要过程，配合思想和行为的调节能力，科学运用非语言和运动技能，直接激发人们的生命力和创造力，通过肢体动作提高身体素质平衡，直接修补个人成长经历中所造成的缺失或创伤，重新建立人们健康行为的能力。

（一）生理学理论

舞蹈生理学中明确指出了舞蹈对人的神经系统和生理机能具有调节作用的，其中生理机能中又包括了体液调节和神经调节两种调节方式。

舞蹈动作对人体的神经系统产生刺激，由人体感官神经元发出信号，经过神经冲动传递到神经中枢，神经中枢会调动全身各个器官向身体各部位传达指令，发挥神经系统的调节作用。而体液调节就是人身体内部的特殊细胞产生特殊的化学物质，在舞蹈运动过程中，身体各个部位器官受到刺激，刺激人体的内分泌系统，内分泌系统与神经系统相结合调整体内激素平衡，从而对人体的内环境进行调节[①]。然而人体内的器官也会自行调节，当人体内的环境发生变

---

① 罗轶 . 舞动 [J]. 艺术评鉴，2016（11）：178–179+183.

化的时候，身体内的细胞和组织也会做出相应的调整，调节体内激素平衡。舞蹈治疗主要是通过神经调节和体液调节来影响人体机能的，舞蹈活动可以增强人体内的应激反应水平，维持体内各器官的稳定运行，对身体的不良刺激有一定的抵制作用。还可以调节人体内营养物质的代谢如蛋白质、脂质、糖类以及碳水化合物。以维持身体所需。可以加快人体细胞代谢，促进人体的新陈代谢，延缓衰老。可以促进血液循环，调节神经系统，影响人们的学习能力、记忆力等。这些动作在变化的过程中对人体内分泌系统进行刺激，身体各器官以及各系统的统一配合、分工明确，使人身体的内部环境达到平衡统一。

舞动在西方也被广泛用于临床医学，对那些遭受心理创伤，生长障碍等身心发展障碍的患者进行辅助治疗。

（二）心理学理论

人们身体动作的展现和他本身的心理状态是相互连接、相互作用的。即身体上的动作反应，在心里也会有所触动，发生在心灵上的也同样会反映到身体里。如，可以从肢体状态上判断一个人的心情，当一个人开心时就喜欢做欢呼雀跃的动作；在接触别人时，这个人双手环抱状态，此时就会感受到这个人对外人的防御心与抵触情绪，这就体现了人们身体动作的表现与心理状态的相互连接。

舞蹈治疗主要就是把舞蹈和心理学融合在一起，人们通过肢体舞动放松身体，放松心情，以达到缓解心理，改善自身状态的目的。舞动就是引导人们用放松的、自由的舞蹈动作来认识身体，认识自我，并帮助建立自信心，缓解压力，消除心理障碍的活动。肢体动作是与心理状态进行沟通的有效途径，也是改变心理状态的媒介，舞动不仅可以在舞蹈中凸显出自己的个性，表达出自己内心的活动，同时它的动作语言也能对人的内心情感有所触动，帮助人们树立正确的价值观。通过肢体动作的表达把内心潜在的消极心理释放出来，加以积极的引导，对人们进行有效身体和心理援助。在西方舞动也被广泛应用于正常化教育，它对人们身心平衡，自我意识的增强，个人处事能力，社会沟通能力的改善都有着显著的作用。

（三）现象学理论

现象学最著名的代表人物梅洛庞蒂以存在主义的基本立场来看待身体，他主张知觉的主体是身体，知觉、身体和环境是一个统一体，人若不住在身体里，便无法思考和感知，人的身体跟世界在进行交流，远远早于人的想法和思考。她提出一种观点——没有身体，意识是无法存在的，意识的所有意图性的内容，一直都是遍及和弥漫在身体层面、感观层面的结构中。

在动作和舞动的现象学研究上的另一个重要的观点来自现象学哲学家席次约翰斯通。他认为对于人类的感知和认知来说，动作绝对是基础性的，因为人类作为认知的主体的出现是根植在人类最初的运动自发性上的，如婴儿时期的吸吮、吞咽、哭泣等。这些观点为动作与认知，为舞动的实务提供了很多理论支持。

（四）认知学理论

认知学强调通过身体认知世界，认知学认为心智是具身的。负责感知的机制、负责动作和操控物体的机制，也是负责概念化和推理的部分，这就意味着动作是推理的一个直接部分，是论证思考的直接部分。具身认知由此强调了心智对其身体及其感觉运动系统的依赖性，动作对具身意义的创制是重要的。概念主要是隐喻的，而隐喻的源泉是身体、身体行为和活动。动作是隐喻的基石，它连接了感觉运动经验、情绪和认知，是动作或姿势中的象征意义。动作隐喻也是舞动工作经常会用到的一个理论和技法。

在多元智能理论中，身体运动智能起到了桥梁的作用。身体和能向内关注指个人身体的练习，向外关注则包含身体行动对外物的影响，身体不仅是人类的自体感容器，还会影响到个体的想法和行为，即人际智能和内省智能。舞动工作于人的身体从而达到对自我、情绪和人际关系等方面的改善，二者不谋而合。

二、舞动的模式

学习舞动最终目的是可以帮助和解决现代社会中人们存在的身体与心理的问题，但对于舞动这一理论的学习与实际的运用还存在一定距离。舞动这一舞蹈心理疗法最初是从西方引进的，所以多使用现代舞动作为治疗手段对患者进行治疗。舞动的模式分为两种：一种是群体治疗模式，一种是个体治疗模式。

（一）群体治疗模式

群体治疗模式适用于正常人群中有很大心理压力、身体透支、过度疲劳、肌肉劳损等由不良的生活习惯导致的身体处于亚健康状态的群体，或有轻度心理问题患者。

1. 群体治疗环境设置

首先治疗空间必须安全，无障碍物。其次确定地面干净，可以做地面活动。再次，灯光温度适宜。最后，可以适当设置活动道具。

让治疗人群围坐在地面上或者椅子上，解释活动目的及要求，让患者互相熟悉身边环境。

2. 群体治疗过程

（1）肢体预热。肢体预热的类型有圈形群组预热、个人空间自由预热、自我放松按摩、静思预热、引导性预热。在开始时治疗师应引导患者从身体的各个部位的活动开始预热，头、手、背、肩、胸、腰、腿、全身，此时应与健身操式的指导进行区分。以简单的动作让被治疗者放松身体、心理，给予被治疗者以安全感，从身体局部开始舞动，引导群体治疗成员相互间的协作，例如相互之间的拉伸，相互拥抱摇摆等，引导他们适应当前环境的状态，起到热身的作用。治疗师要让被治疗者知道，在这里没有对与错，只需要聆听自己的躯体，自我放松，给自己一个全身解放的机会。预热时间为 5 ~ 15 分钟，根据被治疗者当时状态确定预热时长。根据具体情况有时整个治疗过程都要进行躯体预热，需要把他们的意识带回到现实中来。活动过程中，可以有音乐也可以无音乐，决定使用什么音乐，在什么时候放出，什么时候换不同的音乐，都根据具体情况具体分析。预热过程中被治疗者的动态变化是很重要的生理及心理信息获得过程，要根据具体情况确定下一步运动激发的切入点。

（2）动作激发。治疗时应引导被治疗者动作的进行，用甩、跳、伸、踢、推、摇、拉、扭、击、拍等词汇激发被治疗者动作。运用行走、跑跳等前后、左右、上下空间动作进行激发，鼓励团队成员自发做动作，其余成员进行模仿，让成员在自由舞动同时鼓励他们情绪上的释放与表达，动作配合声音的发泄，如嘿、哈、啊、呀等或者采用呼吼、叫喊方式。引导他们发泄情绪。治疗中音乐的强弱快慢、节奏的轻快活泼热烈，起很大的能量推动作用，通过音乐的使用也可以间接的活跃被治疗者的身体状态。活动中也可以采用活动道具如弹性布、气球、绳子、呼啦圈等道具，起到传递感情，激发运动开展的作用。

3. 选择舞动主题

常用的舞动主题有：①情感表达主题。通过舞动过程中治疗师对被实验者身体动态的观察，鼓励其发泄自身压抑情感，大胆的表达自我情绪中的喜怒哀乐，加入语言表达进行情绪发泄，例如"我想要……""我希望……"等等。②自我尊重主题。大声说出自己名字，用自己独特的舞动方式展示自我，自我认同、自我宣扬。挺胸抬头行走，用夸张的肢体动作展示自己，说出自己的优点、爱好等。③平衡放松主题。此主题着重于平衡心态与肢体的关系，包括进度放松、动作放松、冥想放松、接地锻炼、留心训练等。④行为模式主题。行为模式主题运用空间动态进行空间健康探索、节奏行为练习、冲动控制练习、姿态再雕塑与重建认知能力舞动等。⑤潜能发展主题。潜能发展主题有"与你的阴影共舞""与你的梦想共舞""与想象共舞"等，最终目的是为了扼杀被治疗者的消极心态激发自我欣赏、自我发展的激情和勇气。⑥社交能力主题。社交能力主题包括与团队成员一起舞动，敢于和其他伙伴成员进行目光交流、躯体语言交流，敢于表达自己内心真实想法并与他人互动表达等等。

治疗目的通过动作中选择的主题进行发展，主题的选择是成员发展治疗的核心。主题的设定要以可实现、易操作为基本原则，要具体情况具体分析，根据被治疗者的状态制定主题，要循序渐进。

4. 舞动交流方式

舞动交流方式有被实验者通过镜像交流、自由动作对话交流、交换动作对象交流的成对舞动交流，以及小团队自由交流舞动、教师指导性交流舞动、带主题交流的小团体运动，和全员参与的集体性节奏动作练习、团队主体意识练习交流等，形成相互支持，相互理解，传递正能量，增强凝聚力，由集体带给个体希望的全组性动作交流方式。

5. 舞动结束分享与反馈

舞动结束，身体放松，回归自身状态，体味感知舞蹈活动的过程。所有人回到原位，大家自由交流感觉和认知。治疗师给予实验者引导和反馈，帮助患者把感性提升到理性，把潜意识提升到自觉意识。

群体舞动中的治疗程序不是一成不变的。可以根据具体状况根据不同人群做出适当调整。情绪波动较大的可以延长交流时间，让被治疗者表达心里想法，并带领其他成员给予理解和支持。

（二）个体治疗模式

个体治疗模式则是针对情况较为严重，无法融入集体，无法与集体成员进行配合的患者进行单独治疗。

个体治疗与群体治疗理论大体相同，但在实际操作中还是会有些许不同。群体治疗一般会在医院、疗养院等机构进行，因为这些机构有保障患者或者被治疗者各项指标是否正常的程序化操作设施。然而个体治疗通常会在私人工作室或私人诊所进行，时间自由，被治疗者可以根据自身意愿随时中止治疗，个体治疗中安排的交谈时间会多些，例如有的患者在第一次治疗时，不能很好地放松心情，放松身体，这次治疗可能就只是建立治疗师与患者间的关系，做一些简单的动作，甩甩手、抬抬腿、深呼吸、动动肩这些简单的动作，让被治疗者熟悉环境，与治疗师建立良好治疗关系。个体治疗程序模式的具体步骤如下：

（1）治疗师要对患者的动作特征进行评估，以便对接下来治疗计划的建立提供依据。

（2）根据被治疗者动作特征评估，建立适宜的治疗目标。（目标可以根据治疗过程中的新发现及被治疗者的具体情况进行改变）。

（3）根据被治疗者实际情况选择适合的舞动主题。

（4）带领被治疗者开启舞动旅程。

（5）通过使用动作来促进被治疗者行为的改变（把动作模式带入患者的自觉意识）。

（6）帮助被治疗者改变不正常的行为模式，并建立起健康的应对机制。

第二章 舞动心理学理论基础

舞动以肢体动作与心理学理论和实证研究作为基础，它是一种特殊的心理治疗方式，通过舞蹈或即兴动作的方式促进个人在情感、社会、认知以及身体各方面的整合，是一门严谨的交叉整合学科。本章重点论述弗洛伊德和荣格心理学理论、埃里克森人生发展阶段论、身心合一理论、性格肢体形态与心灵肢体分裂理论。

第一节 弗洛伊德和荣格心理学理论

人从出生到死亡的肢体动作进程及其自我心理的发展相应关系，是舞动理论的一个重要基石。西格蒙德·弗洛伊德和卡尔·荣格开创的心理动力与心理分析理论体系为此奠定了基础。不论当今舞动延伸出多少新的理论和治疗流派，这个体系永远是舞动的心理学立足点。

一、弗洛伊德心理学理论

西格蒙德·弗洛伊德（Sigmund Freud）的心理动力学理论提出的重要概念有欲望（Libido）与性心理发展阶段（Psycho-sexual Development Stage），自觉意识（The Conscious Mind）、潜意识（The Subconscious Mind）与无意识（The Unconscious Mind）以及本我（Id）、自我（Ego）和超我（Superego）。

（一）欲望心理发展历程

欲望是精神分析心理学的一个重要术语，它被弗洛伊德理论描述为生存和性本能产生的能量。根据弗洛伊德的理论，欲望是本能的一部分，是所有行为的原动力。这种以性欲望为动力的心理自我即性心理，在6岁前基本发展就绪[①]。这个发展历程共分为五个时期，以下对其中的四个时期进行详细论述。

1. 口唇期（Oral Stage）

口唇期的年龄段：出生至1岁；口唇期的性感带：口唇满足。

婴幼儿与外界的相互作用主要通过口唇发生，婴儿从口唇活动得到快感，如品味和吸吮的刺激，以此获得乐趣。因为婴幼儿完全依赖看护者（负责喂养孩子的人），婴儿通过这种口唇刺激发展信任和舒适感，在这个阶段，主要冲突是在断奶过程中，孩子必须变得较少依赖于看护者。如果停滞性发生在这个阶段，个人会出现依赖或侵略性问题，可能会导致出现饮食或饮酒方面的问题，譬如暴饮、暴食等。

2. 肛门期（Anal Stage）

肛门期的年龄段：1.5岁至3岁；肛门期的性感带：大小便控制。

在肛门期，欲望的主要焦点是在控制膀胱和排便上，这个阶段的主要冲突是如厕训练，孩子要学会控制他的身体需要，从而建立控制感、成就感和独立性。根据弗洛伊德的理论，这个阶段的成功取决于父母接近的方式。进行如厕训练时，家长应鼓励孩子在适当的时候使用厕所，鼓励积极成果，帮助孩子感到有能力和成效性。在这个阶段的积极经历是发展成为一个胜任的、富于成效的和有创造性的成年人的基础。

3. 潜伏期（Latency Stage）

潜伏期的年龄段：6岁至青春发育期。

潜伏期的欲望处于休眠状态，大多数冲动在潜伏期被压抑，能量可以升华到学习、工作、兴趣爱好和同伴友谊上面。孩子的大部分精力投向开发新鲜技能、获取新知识和娱乐，这些活动主要局限于同性别的其他儿童中。这个阶段性冲

[美]琳达晓乔.舞动：以肢体创意开启心理疗愈之旅[M].北京：中国人民大学出版社，2018.

动处于被压抑状态，孩子多倾向于与同性的朋友玩耍。

4. 生殖期（Genital Stage）

生殖期的年龄段：青春期到死亡；生殖期的性感带：成熟的性权益。

在心理发展的最后阶段，个人发展了对异性强烈的兴趣。这个阶段从青春期开始，贯穿于一个人生活的所有部分在早期阶段完全是个人的需要，然后发展成为他人谋利和服务的兴趣。如果其他阶段的发展成功完成，个人目前心理应该是均匀的、温暖的和富于关怀心的。这个阶段的目标是建立各种生活领域之间的平衡。

（二）头脑的三个层面

根据弗洛伊德的理论，头脑可分为自觉意识、潜意识、无意识三个层面。

自觉意识表现为人们的认知、思考和谈论，这是人们理性的精神处理方面。潜意识是指被压制了的感觉、本能反应、梦呓等。在这部分，常常体现的是人们自身的记忆，这些记忆可以在不自觉的情景下，在任何时候，轻松地闯入人们的意识。弗洛伊德称这种普通记忆为前意识（pre-conscious），亦称潜意识。无意识是指不为自觉意识所知的、被自觉意识排除的（包括不被社会常规接受的）情感、欲望、需求以及被长期压抑的、痛苦的、受到创伤的经历。

（三）人的三个性格要素

根据弗洛伊德的个性精神分析理论，人的性格是由本我、自我和超我三个要素组成的，三者携手合作，共创人类的复杂行为。

在理论上，舞动的过程正是通过自发舞动开发肢体这个潜意识乃至无意识的仓库，解决超自我意识与本我情感的矛盾，探索真实的自我确认，在创造性舞动中得到超我的升华。

二、荣格心理学理论

卡尔·古斯塔夫·荣格（Carl Gustav Jung）是弗洛伊德最优秀的学生，但他突破了老师的局限，反对把所有注意力集中在性欲上。荣格从弗洛伊德的心理动力学理论跳出来，将之发展为更具有组织性的心理动力分析理论。由荣格提出的并对舞动理论产生积极影响的重要概念有集体无意识（Collective Unconscious）、梦析和象征符号（Dreamanalysis and Symbolism）及性格原始类型（The Origins of Archetypes）。

（一）集体无意识

荣格最初提出的集体无意识是指一段最深的，在潜意识之下的无意识层面。与一般个人无意识不同，它由长期被遗忘的记忆和经历构成。集体无意识是人的最初原型，代表遗传的整套信念和理解系统，这些原型在所有人中都会不同程度地存在着。随着时间的推移，集体无意识将随全球公认和接受的新信息而进化和改变。荣格对舞动理论的影响大于弗洛伊德，本真动作（Authentic Movement）即是一个心理分析的肢体化过程，也是一个让集体无意识在自发的动作中浮现出来，从而对自我达到更深刻理解的途径。

（二）梦析和象征符号

根据弗洛伊德的解释，梦是在对象级上的，也就是说，梦是根据梦者和他在现实生活中的人或情况之间的关系而发生的。而荣格介绍的梦乃是主观的度量，即梦揭示的事实，是一个象征性的方式，是个人心理生活中的某些功能或他内在的心理转换。梦成为变化的一个指标，有时是个性化过程的发展指向。弗洛伊德的梦析方法是回顾性的，也就是说，它主要是指过去的事件，回溯梦者的童年，包括心理创伤、性注视和欲望等。荣格的梦析方法是前瞻性的，梦是梦者走向更加平衡未来的联系，是梦者的自我和自我心理演变的地图。由此，荣格提出了人们要"积极的想象"（Active Imagination）、"舞出你的梦"（Dancing Out Your Dream）。这个命题给舞动打开了广阔的天地。

（三）性格原始类型

性格原始类型可分为以下五种：

（1）自我（The Self）。自我是一个原型，代表一个人的无意识和自觉意识的统一，自我的创建发生于被称为"个性化"的形成过程。自我是个性各个方面的集成，荣格往往将自我画为圆形，亦称曼陀罗（Mandala）。

（2）阴影（The Shadow）。阴影是一个原型，包括性别和生活的本能。阴影作为潜意识的一部分而存在，是被压抑的想法、弱点、欲望、本能和缺点。这个原型通常被描述为心灵的黑暗面，代表混乱和未知。所有人都存在这些潜在的性格，虽然人们有时会否认自己心灵的这些元素，而将其投射到别人身上。

这种阴影可能采取各种各样的形式出现在梦中或视觉中，也可能会是其他一些野生或外来的身影。

（3）阿尼玛或阿尼姆斯（The Anima or Animus）。阿尼玛是一个男性心理的女性形象，阿尼姆斯是一个女性心理的男性形象。阿尼玛或阿尼姆斯代表"真实的自我"，而不是表面呈现给别人的形象。作为与集合潜意识沟通的主要来源，阿尼玛和阿尼姆斯的结合被称为朔望（Syzygy）或神圣的夫妇（Divine couple）。朔望代表完成、统一和整体性。学习舞动理论时，舞动出自己的女性和男性亦是一个重要课题。右手臂代表男性，左手臂代表女性；右半身代表理性，左半身代表情感；伸出扩展代表阳刚，收进缩小代表阴柔，等等，以此度量自我平衡的砝码，修补真实自我和完整自我的缺欠。

（4）人物角色（The Persona）。人物角色是向世界呈现自己形象的方式，"人物角色"这个词来源于一个拉丁词，字面意思是"面具"。人物角色代表人们穿梭于不同群体之间和情况之中时带上的不同社会面具，它的作用是屏蔽负面形象的自我。人物角色可能会采取不同的形式出现在梦中。

（5）其他各种原始性格类型：①父亲型：权威人物，严厉、强大；②母亲型：培育、安抚；③孩子型：纯真向往、重生得救；④智慧老人型：指导、知识、智慧；⑤英雄型：冠军、后卫、施救；⑥少女型：无邪、渴望；⑦招摇撞骗型：欺诈、谎骗、麻烦制造者。

现有的原型数目不是一成不变的；相反，在特定的时间里，许多不同原型可能重叠或组合在一起。

第二节　埃里克森人生发展阶段论

爱利克·埃里克森（Erik H Erikson）是出生于德国的美国心理学家和精神分析学家，他的理论被称为埃里克森人生发展阶段论。他最杰出的贡献是阐述了自我身份确认的危机阶段（The phrase identity crisis）。人类有一个长期的童年，文明化使得童年期更长，漫长的童年造就了人的技术化和精神艺术化，但它同时也给人留下了终身不成熟的情感。如果童年期的发展不健康、不顺利，便会导致成年期的心理障碍，埃里克森超越弗洛伊德的性发展阶段论，着眼于人的心理自我发展。埃里克森人生发展阶段论提出人的个体心理自我的八个发展阶段：

一、婴儿期（0～2岁）

婴儿期（0～2岁）是第一阶段。在此阶段，自我发展的成果和矛盾是信任与不信任，心理的基本力量和优势是冲动和希望。婴儿从母亲安全的子宫脱胎而出，置身于陌生的世界，面临的第一个心理危机和挑战是对环境的信任与不信任，这个危机发生于弗洛伊德所说的口唇期，信任为对他人的本质真实性认知及对自己信任价值的基本感觉，这是人生心理自我健康发展的最基本要素[①]。

婴幼儿时期的主要发展任务是向他人，特别是向主要照顾者学习如何满足基本需求。婴幼儿依赖于父母，尤其是母亲的安慰呵护，这是婴儿睁开眼睛首先看到的世界，孩子的第一信任对象总是父母或照顾者。如果父母让孩子处于舒适、温暖、亲情稳定、有规律性和可靠的感情环境中，那么婴儿学会取信别人是可靠的，他对世界的看法将是信任的。如果父母不能提供一个安全的环境，而是对孩子疏忽，生活规律混乱，这将导致不信任感。对这些婴幼儿来说，这个世界是一个不可靠的、不可预测的世界，可能是一个危险的地方。不信任的发展会导致沮丧、怀疑、躲避，及缺乏自信的感觉。孩子的头号需求是安全感，这个阶段的成功会形成一个孩子乐观的美德与素质；相反，没有安全感的孩子会背上悲观、恐惧的心理阴影。

二、幼儿教育期（2～4岁）

幼儿教育期（2～4岁）是第二阶段。在此阶段，自我心理发展的成果与矛盾是自主与羞耻，心理的基本力量和优势是自我控制能力、勇气、意志。这个阶段是弗洛伊德所谓的肛门期，随着孩子控制排泄功能的发展，他们开始探索周围的环境，父母仍是保证孩子可以走出去表现自我意志的铺路基石，父母的耐心和鼓励，有助于培养孩子的自主性、这个年龄的孩子对世界充满好奇，

---

① 谢晖，王深．舞动的理论基础与研究现状 [J]．心理月刊，2018（02）：31–33.

喜欢探索周围环境,学习新的东西。但要小心,他们探索的东西有时会是危险的。

在这个阶段,孩子主要学会自己上厕所。这是人生的第一自主、自治的标志,父母对孩子自己上厕所的积极鼓励式训练很重要。与此同时,孩子获得肌肉的强度、协调性和流动性,开始向往自我操作、处理。在这个年龄段,孩子发展他们的第一兴趣,譬如音乐、舞蹈、美术、室外运动、种植植物、饲养动物等。如果父母严格限制,就会给孩子输入一种怀疑意识,不愿尝试新的挑战;如果父母执意让孩子按照家长的设计发展,譬如强迫孩子学弹钢琴、跳芭蕾、认字等,也会扼杀孩子自主意识和独立能力的发展。看护者对孩子的态度至关重要,嘲笑、压制都会导致孩子的羞辱感和自卑感。家长积极响应,发现孩子的兴趣,培养孩子独立的能力,将为他们的人生发展奠定独立自主意识。

三、游戏年龄期(4～5岁)

游戏年龄期(4～5岁)是第三阶段。在此阶段,自我心理发展的成果与矛盾是主动与内疚,心理的基本力量和优势是目的性在这个阶段,孩子的发展着重于学习掌握围绕在他们周围的世界,学习操作技能和基本物理原理。他们经常会问为什么,问自己是从哪里出来的,他们的主动性增加了,对任务的规划、承诺、操作成为其心理主要动态,他们学会了谈话、穿鞋、系领带。在这个阶段,孩子要开始完成带目的性的任务,当他们完成不好任务或者达不到预期的效果时,内疚感便产生。内疚是一种令人困惑的新情感,父母的及时鼓励和帮助是必要的,勇气和独立的发展是学龄前儿童的重要心理准备。

这个阶段的孩子面临主动与内疚这对矛盾的挑战,父母或幼儿园老师如能及时鼓励,通过设计、规划步骤、使用技巧、合作等方式帮助他们做出切合实际的选择,学会达到自己的预定目标。任务的完成会促进孩子对新事物的追求勇气,增加他们的自主性和创造性;相反,如果父母过于保护,不让孩子多动或嫌孩子麻烦,不屑搭理,或者利用孩子的内疚控制孩子的行为,便会导致孩子一生对自我需要、愿望或选择的内疚习惯,乃至缺乏自主性。

四、学校年龄期(5～12岁)

学校年龄期(5～12岁)是第四阶段。在这个阶段,自我心理发展的成果与矛盾是制造与自卑,心理的基本力量和优势是方法和能力。此阶段的孩子将学习如何阅读、写作、计算、进行科学试验以及如何自己做事，等等。老师充当了重要的角色，老师不仅要教给孩子知识和技能，更要培养孩子对自我能力的自信心。

在这个阶段，同龄人、伙伴以及参加集体活动对孩子来说具有关键性意义，这将成为他们自尊的重要来源。孩子觉得有必要通过社会展示自己的能力，需要同龄人和伙伴的认可与接受，他们由此产生自豪感和成就感。老师或父母如果鼓励、支持孩子，他们的主动性与自理能力就会不断增强；相反，他们老是遭到大人的限制，他们可能会感到孤独，甚至会感到自卑，怀疑自己的能力，无法发挥他们的潜能。

如果孩子不具备社会上流行的某项技能，他们可能会产生自卑、失败的感觉，但这在人生发展过程中未必是坏事，有些障碍是必要的，这能使孩子学会谦虚，学会面对挫折在能力与谦虚之间的平衡是自我认知、自我造就的重要因素，这个阶段的成功发展会培养个人心理的能力素质。

五、青春期（13～19岁）

青春期（13～19岁）是第五阶段。在此阶段，心理自我的发展成果和矛盾是身份确认与角色混乱，心理的基本力量和优势是奉献和诚信，青春期即青少年期，是童年向成年的过渡时期。孩子变得更加独立，并开始放眼于未来的事业、人际关系、家庭、住房等。他们希望能适应社会，并在社会上立足。

这是人生发展的一个极为重要的阶段，也是世界观、性格、思维、行为习惯的成型阶段。孩子开始意识到他将在社会上作为成人的角色，他开始重新审视自己的身份、试图找出自己到底是谁，在这个阶段涉及性确认和职业确认这两方面的确认。青少年的躯体形象发生重要变化，女孩来月经、发育；男孩变声、出青春痘。他们可能一度对自己的躯体感到不舒服，不适应，直到适应了成长的变化，处于这个年龄段的孩子叛逆、爱冒险，如果此时能够在个人探索中接收到适当的鼓励和鞭策，将发展出强烈的自我意识，拥有独立能力和控制力，而那些对自己的信念和欲望不确定的青少年将会对自己和未来感到迷惑和不安。健康、成功地完成此阶段的发展会建造一个人忠诚的美德和素质，拥有符合社会标准和期望的生活能力。

六、年轻成年期（20 ~ 39 岁）

年轻成年期（20 ~ 39 岁）是第六阶段。在这个阶段，心理自我发展的成果与矛盾是亲密、团结与隔离，心理的基本力量和优势是所属和爱。这个时期，人生进入与他人分享自我、发展亲昵关系的阶段。年轻的成年人开始探索建立一个与他人长期的、承诺的密切关系，健康、成功地完成这个阶段的发展能够形成舒适的关系，以及在这个关系内所产生的一种承诺的、安全的、关爱的感觉；相反，躲避亲密、害怕承诺和恐惧责任会导致孤独、寂寞，有时甚至是沮丧。因此，该阶段的成功可以导向青年人爱的美德和素质的建立。

七、中年期（40 ~ 64 岁）

中年期（40 ~ 64 岁）是第七阶段。在这个阶段，心理自我的发展成果与矛盾是生成性、自我吸收或停滞，心理的基本力量和优势是生产及护理。中年期是人们所谓的中年人阶段这个阶段，人们建立了自己的事业，在一个稳定的关系中安顿下来，开始自己的家庭生活，养儿育女。自我有了变化，不再是一个独立存在的个体，而成为家庭中的一部分。中年人向社会的回报是通过自己孩子的健康成长、富有经验和成效的工作以及参与社区活动和组织。如果这个阶段的任务目标失败，人会停滞不前并感到无生产性、无创造性。该阶段的成功则会给人以创造感、成就感、贡献感，从而塑造关爱的美德和素质。

八、成年后期（65 岁至死亡）

成年后期（65 岁至死亡）是第八阶段。这个阶段自我心理的发展成果与矛盾是自我完善与绝望，心理的基本力量与优势是智慧。

65 岁以后，人进入老年阶段，这是人生的最后一个阶段。这时，人的生活节奏逐渐慢下来，把注意力放到退休生活上。正是这个时候，如果一个人视自己的人生之途的主导是成功，便开始考虑自己的成就，从而发展自己的完整性；相反，如果一个人在此阶段看到自己走过的生活之路是非创造性的，远没有实现自己的人生目标，便会感到内疚、不满，常常可能导致抑郁和绝望。这个阶段的成功会产生智慧的美德，使一个人回首自己的人生，以获得完成、结束的完整感觉，从而能够无畏地、坦然地面对和接受死亡。

第三节　身心合一理论

身心合一理论是以肢体观察为中心的心理学和肢体心理学理论，该理论为舞动的体系化建立奠定扎实的科学临床基础。

一、情感肌肉盔甲理论

威廉·赖希（Wilhelm Reich）是身心合一理论的开创者，出生在奥地利，是弗洛伊德之后的第二代心理学家，他在其代表性理论著作《性格分析》中提出了人体的七个特定心理情感盔甲领域（Seven Armor Segment）。威廉·赖希定义"肌肉盔甲"（Muscular Armor）为肌肉的态度或慢性肌肉痉窄的集合。它是个体建造的障碍以阻止情绪发泄和器官感觉，尤其是焦虑、愤怒和性激动。

（一）肢体抵抗情感流动的盔甲领域部位

七个肢体抵抗情感流动的盔甲领域主要在躯干部位，包括：

（1）眉眼部盔甲领域（Ocular Armor Segment），是指眼球、眼睑、前额和泪腺肌肉收缩和固定。

（2）口腔段盔甲领域（Oral Armor Segment），是指整个下颚，口腔咽喉和枕部及后头部的肌肉结构，包括嘴周围的肌肉。

（3）颈部段盔甲领域（Cervical Armor Segment），是指颈部，下巴和舌头组织结构部分。

（4）胸腔段盔甲领域（Thoracic Armor Segment），是指喉咙、肺部及其周围的肌肉结构。

（5）隔膜段盔甲领域（Diaphragm Armor Segment），是指上躯体与下躯体过渡的部分，从胃部到腹部，这是躯体的中心。

（6）腹腔段盔甲领域（Abdominal Armor Segment），是指腹部及下背部。

（7）盆腔段盔甲领域（Pelvic Armor Segment），是指生殖器官、尿道、肛门以及臀部区位的结构。

（二）瑜伽脉轮理论对人体的划分

瑜伽脉轮理论也把人体心灵分为七个部分，可以对照研究威廉·赖希的肌肉盔甲理论对人体躯干部位的划分。

（1）海底轮，位于脊柱底部，是人的最大潜力、原始的能量和基本的生存需求。

（2）生殖轮，位于肚脐之下，小腹部至生殖器官区位，涉及性感觉和爱的能力以及最亲密的人际关系。

（3）挤轮，位于肚脐部，涉及原始的情绪、强力驱动和社会认同。

（4）心轮，位于心脏部位，涉及亲情、爱情、自我表达的感情。

（5）喉轮，位于喉部，涉及冥想沟通、表达和自我认同。

（6）眉间轮，位于眉宇之间及前额部位，涉及权力的头脑和高度的自我意识。

（7）冠顶轮，位于头顶部，涉及自我实现的经验和神灵启示。

观察确定患者的情感封锁或储藏的肢体领域段极为重要，这往往是舞动师治疗患者的入手处或最具挑战性的、难度最大的工作区域。

二、肢体心理功能理论

肯·迪赫特瓦尔德（Ken Dychtwald）博士通过对威廉·赖希身心合一理论的继续研究，以赖希的情感肌肉盔甲理论为基础，具体解析了肢体的部位及其心灵情感的对应，以及身心分裂在肢体上的特征。他指出，身心组合的基本因素包括遗传基因、物理活动经历、情感和心理活动经历、生理及心理营养、社会环境等[①]。下面主要论述肯·迪赫特瓦尔德博士讲到的肢体各部位的心理功能及其与特定情感驱动的相应关系。身体与心灵本是两个不同的词汇，这里把它们合为一个词汇——身心。舞动正是基于身心一体的科学论证，视身心为一体是舞动的入门钥匙，肢体从来就没有离开心灵而存在，肢体的每一个部分都具备其心理情感功能。

---

① ［美］琳达晓乔．舞动：以肢体创意开启心理疗愈之旅 [M]．北京：中国人民大学出版社，2018．

（一）脚

一个人的脚和他使用脚来支持和平衡的方式，非常好地表明该人的稳定性和脚踏实地的程度，一个人身体的接地方式往往与他的情感接地方式相同。脚在心理上的作用是至关重要的，因为它们与现实接触，与地面和重力相关。在身体上，脚的不平衡引发总体结构的不平衡。由于它们的结构和功能，双脚显现了长期的习惯性立场和态度如下。

（1）平板脚（Flat Feet）。如同打曲棍球、冰球的人永远在滑动中，无法完全落地，无法彻底地坐着等待。

（2）紧抓脚（Clutching Feet）。脚趾下会卷曲和拱起，企图掌握地面的稳定力量和自我支持，他们可能总在企图控制跑开的强烈愿望。

（3）走路时重心落在脚后跟（Weight on Heels）。给人夸张的稳定感和果断错觉，实际感到恐惧，易被推倒。

（4）用脚尖走路（Tip Toes）。欲飞状态，难与地面接触，总处在梦中和想象中，具有艺术境界。

（5）张趾脚（Lead Feet）。稳重、可靠，但不爱变动，缺乏想象力和创造力。

（二）腿

腿的发展是躯体和心理情感使用方式的结果，不同类型的腿部结构可以导致特定的行为风格。

（1）无力、未充分发育的腿（Weak and Underdeveloped Legs）。可能难以有效地与地心接触，因为自我支持系统的弱点和脆弱，很难让自己站稳脚跟。

（2）肌肉极度发达的腿（Massive and Over-muscled Legs）。花了大量的时间"持有"，难以适应多变化的运动和非结构化的、自发的活动。

（3）肥胖、不发达的腿（Fat and Underdeveloped Legs）。移动极其缓慢，难以采取行动和完成任何需要精力的活动。

（4）精瘦、结实的腿（Thin and Tight Legs）。干将型，腿部的精力旺盛，但这个人可能会有些不稳定，运动行为模式表现不一致，有时具有巨大的流量和动能；有时则十分笨拙、慌乱。

（三）骨盆

骨盆是身心灵的重要区域，在结构上，它是整个上半身赖以存在的基础。一方面，骨盆促成了腿和脚关键性的结合；另一方面，它又是脊髓和躯干至关重要的连接；同时，作为另一身心灵区域的主体，包含尾骨、骶椎。这些椎骨负责激活神经线路，这些神经线路为肛门和性器官提供能量，给予双腿生命活力。骨盆的位置使它成为一个主要的身心单元，而它的功能使它成为身体上半部和下半部之间的"铰链"介导，其健康、灵活的运作被认为是一个自由流动身心必要和至关重要的因素。

（四）腹部和腰部

（1）腹部。腹部是身心灵的感觉中心。肚腹是人类情感和激情的起源，当生活中有事情发生时，人们会产生感情，这些情感似乎是从人们的肚肠里"成长"出来，为了找到满意的表达方式，这些情感将寻找各种可能的渠道向身心的其他部分蔓延。情感被认为是运动中的能量，一旦它们被创造出，它们将试图释放自己，除非被身心灵的信仰和机制的冲突所限制。

（2）后腰。后腰是一个很多人有大麻烦的部位。腹部的压力会引起腰痛、背痛甚至导致创伤，后面的肌肉长期受到约束，从而使该部位易受伤。一般而言，看上去极其理智的人，其后背肌肉经常是紧绷的；相反，易冲动的人下部的肌肉通常比较灵活。

（五）隔膜

腹腔隔膜是扁平片状肌肉，长在肺部以下，胃和腹腔神经丛中，胰、肝、胆、十二指肠、肾之上。当这一区域处于紧张状态或被控制时，其结果是感情的压抑、呼吸的隔绝、精力流动的堵塞。一般情况下，人们把不必要的感情放入这个防御盔甲区域，通过操纵这些膜片本身的肌肉，使之紧绷、僵化，从而暂时扼杀了情感。

当隔膜灵活、运作良好，情绪便得以通过它自然、自发地畅流；相反，当情绪长期憋在肚子里，隔膜便会变得僵硬。在膈肌区域形成堵塞，消极不快情感习惯的同时，也减弱了对愉快的感受和喜悦的体验。因为，这个封锁区域逐渐失去感觉和表达情绪的能力。

（六）胸部

胸部是初级感觉的调焦镜、翻译机和放大器。它不仅处理从腹部向上流动穿过膈肌的情绪，还把激情和人际关联输入这些感受。情绪、想法、反应、表达等各种信息都在胸腔里汇成漩涡，这些信息从产生到表达，持续不断地改变着形式和方向。胸部负责处理身心灵不同方面的和谐统一，它往往反映个人风格，反映他在生活中用这些元素来塑造自身的方式；反过来，一个人的表达、激情、人际交往的方式将强烈影响其胸腔区域的性质和结构。

（1）收缩型胸部（Chest Contraction）。胸部收缩反映人狭隘、脆弱的心胸，如果胸肌是不发达区域，往往允许最小流量的个人感觉和精力通过。胸部收缩的人令人感觉他总是向外出气，此人难以在这个本应充满激情、张扬生命的世界里建立和维持一个充满活力的电荷。他的行动将更加被动，缺乏进攻性，他的感情偏抑郁，他的行动可能会倾向于恐惧和自卑，往往缺乏信心和自我激励感。

（2）扩张型胸部（Chest Expansion）。胸部扩张的人往往有一个过于发达的胸部，这类身心结构鼓励能量和激情流通到这个区域，以影响到其他身心区的流通，往往会造成骨盆或腿部的损害。这类人似乎很难从其他人那里接收能量，如果要接收其他人的能量，必须放下过度充足的"前部"，而胸部扩张的人往往难以做到。胸部收缩的人往往因为胸部缺乏能量经常抑郁和苦闷；胸部扩张的人会患上慢性焦虑、高血压，并可能有肺部和心脏问题。

（七）肩膀

肩膀与胸腔密切联系在一起。由于它所处的位置，肩膀有责任调节躯干情感威力与胳膊、手这些表现元素之间的关系。肩、手和背的上半部主要涉及"做"和"表达"，表现一个人的性格。通过观察它们的形式和功能，可以了解到一个人为人处世和自我管理的方式。

（1）弓形（Bowed）、圆肩（Rounded Shoulders）。这类肩型传递给人的信息是整个世界的重量都在他的肩膀上。他们似乎承担着比他们应该或能够承担的更重的责任，是超负担类型。

（2）凸起肩型（Raised Shoulders）。肩膀耸起，大大高于肩膀的自然形状，表明恐惧的态度。如果他们不能够释放这种恐惧，就可能进入冻结状态的慢性恐惧。这种类型的身心姿势往往与偏执妄想的状态相对应。

（3）平方肩膀（Square Shoulders）。平方肩膀传达权力和自信，以及承担负重的能力。方肩的人往往非常关注自己向世界展示的形象和方式，在某种意义上，其肩膀甚至可以与其自我的发展相比较。

（4）向前耸凹的肩（Forward and Hunched Shoulders）通常反映一种慢性的自我保护态度和对被伤害的恐惧。此人可能会看到自己的高度脆弱性，试图用他的肩膀和手臂来保护他的胸部和心脏。

（5）缩回或后拉的肩。看起来他好像在强迫自己不要发脾气或打到别人，这个人似乎对他的生活情况感到恼火，希望与外面的世界战斗，但又不太能这样做；相反，他把感觉情绪的冲力锁定在他的肌肉，使之成为另一种形式的"冻结历史"。

（八）上背部

由于人体头脑的复杂结构，几乎所有动作都离不开脊柱的肌肉和神经通道，几乎所有身心的紧张情绪都表现在沿着脊柱的某处。反过来，脊柱区域的紧张和堵塞会影响相关器官和四肢，使其受损。从这个角度看，脊柱的健康能量流动与和谐是非常重要的，可以说，脊椎是全身心的"脊梁骨"。

当感情被封锁、气流被中断、表达被挫败或行动被限制，气体的能源释放常常被存放在沿脊柱的直接影响身心灵部分的地方。脊柱变成了"垃圾堆"，堆放着那些不想要的感情和尚未解决的冲突，这些情感、情绪暂时隐藏起来，并不断积累和增长，最后由于过于拥挤开始转化为愤怒和仇恨。如果没有表现出来，这种愤怒会转化成麻木和苦涩，这种麻木和苦涩将渗入整个身心，企图成为其他方面积累的紧张和冲突的释放渠道。当这种情况发生时，个人不再是有意识地"控制"愤怒的情绪，而是意识会受到阻碍，会开始无意识地控制自己的行动、动作和表达。

（九）手臂

无限制的情绪和能量流动通过胸部向上进入肩膀和手臂，并通过颈部到脸、双臂和双手提供渠道，让高功能的情感得以表达并且转化为行动，如捶打、抚摸、出拳、拉扯、拽、给、拿、砍伐、自我保护等。腿从骨盆向下延伸，相对于地球的引力而动作，手臂从心脏辐射出，为相对世界的人和事之"引力"而动作。手臂通过各种动作，替身心的其他部分工作，它们使那些感情得以与他人沟通。手臂甚至可以被认为是从胸部、腿、骨盆、腹部、颈部和头部延伸到外面世界的探针，它们沟通了大量的信息，向身心的其他部门传递在身心之外发生着什么。健康、无限制的手臂是强壮而灵活的，体现在手臂的能量失衡主要有以下四种方式：

（1）无力、未充分发育的手臂。弱点通常是在胸部或腹部，经常在肩膀处锁住能源和表达。常感觉双手冰冷，往往在处理人际关系上无能为力。

（2）肌肉极度发达的手臂。通常在个人的表达和与人接触上缺乏文雅和敏感性，会把人作为"物体对象"。此类人遇事可能诉诸于蛮力。

（3）精瘦、结实的手臂。手臂肌肉的僵硬发展，体现出一个人为人处世的态度。具有此类手臂的人往往难以长时间地抓住任何事物。因急于抓住，往往导致无法保持注意力和表达的集中性。

（4）肥胖、不发达的手臂。反映了个人行动的呆板。此类人难以采取行动和维持在整个活动中的气力能量，由于重量负荷和情感惯性，他毫不犹豫地把自己埋在自己的躯体之中。所以，有些时候，当别人向其伸手时，因为他身心各区域缺乏足够的精度和精力的流动性，他的表达往往是极度戏剧化和笨拙的。

（十）颈部

颈部是人类一个奇妙的身心灵部分，由于它的特定位置，造成了与情感间理性复杂而重要的关系。由于情绪从腹部和胸部向上流动，它们进入脖颈，在那里，它们被进一步翻译成思想和话语。颈部既是情感流必经的身心途径，又是一个加工点，生命能量和原始的情感通过它传递，并转换成声音和概念。胸部扩大这些情感流动，它使颈部的功能得以排序和完善，派遣它们到喉咙、脸部等相应的目的地。颈部是大脑与其他身心部分通信的主要通道，所有交流都会通过该通道，脖子为传入和传出的呼叫之间提供了充满活力的联结。因为它的结构和位置，颈部必须不断在感情和思想、冲动和反应之间进行调解。因为颈部的主要身心功能是"调解员"，其紧张往往会伴随着另一个重要的身心灵区域的冲突和紧张。

脖颈位置的不同类型是不同心理习惯的体现，长期习惯向前伸脖子的人往往习惯首先用脑袋（即他理性的自我）接触世界，然后再用自己的躯体（即感性的自我）来接触世界。头，作为一种身心探索器，提前于躯体，领先观察，审视和评估心理状况，然后再允许躯体进入状态。习惯弯脖、耷拉着头的人，身体似乎无法承担头的负重，难以面对外界和来自日常生活的挑战。头向右偏，说明傲慢、防范。头向左偏，说明可爱，活泼。

（十一）头部

口腔区域负责各种表达的行动，包括说、哭、笑、吃、咬、唱、嚷等。该区域的健康活力来源于这些行动与情感的自由流畅，如果这些行动遭到限制，紧张与障碍即会出现。喉咙的肌肉紧张一般表现为害怕表达，喉肌紧张导致呼吸受阻，长期压抑情感，会造成喉部疼痛或嗓音嘶哑。

下颚常常是阻止哭泣的部位，多因幼年咬牙控制情感导致颚部肌肉持续紧张。有人会因在睡觉时紧咬牙关以抵抗潜意识的焦虑、悲哀，醒来下颚锁住，难以张开。

脸部是人类展示给世界的面具，它的组织运动体现着人的内心感觉。但很多时候人们做出与内心感觉不同的表情，这种矛盾会在面部形成紧张，盔甲脸部区域也可能是创伤经历造成的。在极端恐惧或悲哀的状态下，拴锁脸部肌肉的力量会使面部抽搐。前额和眉骨具有与肌肉面部表达运动的紧密联系，往往影响人们的思维。脸部区域的肌肉亦可称为"理性"肌肉或"思考"肌肉，长期的面部紧张会造成慢性头痛。

第四节　性格肢体形态与心灵肢体分裂理论

一、性格的肢体形态理论

朗·克兹（Ron Kurtz）博士和海克特·普莱斯特拉（Hector Prestera）博士认为人体存在五种典型的肢体类型：需求肢体类型（The Needy Body Type）、僵硬肢体类型（The Rigid Body Type）、负重肢体类型（The Burdened Body Type）、头重肢体类型（The Heavy Top Body Type）以及多是女性的臀部过重肢体类型（The Heavy Bottom Body Type）。它是一个完整的、从肢体角度着眼认识心理性格基本特征的勾画图，对人们理解舞动的理论很有帮助。在舞动的过程中，通过重新塑造肢体形态来改变思维模式和行为习惯是一个很大体量的工作内容。

（一）需求肢体类型（The Needy Body Type）

（1）主要结构畸变：全身表现软弱无力、消瘦。头向前伸（也可能耷拉下来），胸部看起来塌陷，膝盖被锁定。

（2）给人印象：身体看上去需要他人支撑，让人感觉疲劳无力。

（3）性格特征：容易泄气，容易抑郁，处理事情有困难，需要他人多关照，需要很多朋友和参加社交活动。

（4）行为模式：无法表达愤怒，需要帮助时以儿童的方式表达，非理性冲动，总处于依靠他人的位置，声音略带伤感。

（5）潜在恐惧与情感：强烈害怕被抛弃，害怕孤单，感觉空虚和孤独，对没有关怀和爱护感到不满。

（6）肢体结构特点及情感展示：头向前伸，渴望被关怀。滚圆肩膀，缺乏进取心，不能用双臂索取。胸部下沉，感到伤心和孤独。用腹部紧缩来阻挡空虚的感觉，膝盖被锁定，在缺乏精力和勇气的情形下撑起身体。

（二）僵硬肢体类型（The Rigid Body Type）

（1）主要结构畸变：全身紧张、直立、士兵姿态，伸肌（骨骼肌的一种，通常是指通过收缩动作而能引起关节处骨骼伸展的肌肉）支撑躯体笔直以至向后弯曲，脖子和肩膀僵硬，胸部膨胀。

（2）给人印象：像警觉的哨兵在执勤，摆开准备对付挑战的架势，带有侵略感，看起来随时准备采取行动。

（3）性格特点常有挫败感，感觉被反对、被阻止或挑战，渴望成功，渴望因成就而获得他人的钦佩，难以放松、放缓、容纳事情。

（4）行为模式：一般很活跃，通常是理性的、有逻辑的、严肃的、富有成效的。容易思考规则、事实、技术事宜和细节。这类型的女性可能相反，她们追求一个全球性的、以浪漫为基调的精神生活，容易被激怒，积极进取，但不善于处理温柔细腻的情感，声音往往给人留下强烈、深刻的印象。

（5）潜在的恐惧与其他情绪：有一种被压制的强烈恐惧，对父爱的深切渴望，愤怒于不是因为自己本身而被认可、被爱、被支持，而是总要去满足别人的期望。

（6）结构特点和相应情感：强大下颚，表现出决心和侵略性，憋住恐惧和哭喊的冲动、颈部和肩部僵硬，在保持单一进取目标的同时挟持愤怒与怨恨。宽肩膀稍稍后仰，随时准备承担责任，渴望被接纳为一个完整的成年人。充气胸部，外在形象骄傲、强悍、独立，内心潜流悲伤和向往，尤其对温柔的渴望。盆骨总是处在紧张待发的位置，无法在此部位进行自由流动和自发的运动。腰部紧张，支撑盆骨的位置，臀部圆滚、匀称，表明具有获取胜利快感的能力。腿肚筋紧张，与腰部共同牵制住盆骨。盆骨紧张导致大多情况下感到挫败、焦躁，难以放松、放弃、尽情享受。

（三）负重肢体类型（The Burdened Body Type）

（1）主要结构畸变：仿佛有东西压在肩上，矮敦厚实，屈肌（使关节屈曲的肌肉）弯曲使身体前倾。

（2）给人印象：看上去紧张，脊背、头部、肩膀好像都负有重压以至身体不能动弹，好像陷入无法逃避的晦气情形之中。

（3）性格特征：让人感觉他无处可去，似乎每个动作都要花费很大气力，总是有压力在身，深深的忧患意识，充满自卑感，极度渴望与人亲近。

（4）行为模式：难以表达感情，难以坚持或说出自己的意见，但有时会很固执并能在与大多数人对峙的情况下坚持住。倾向于处在随从的位置，或者用侵略性的态度掩藏真实感受。其语言总有唠叨、牢骚的感觉，或成为进攻性的，把自己的感受强加到他人头上以掩盖自己的抱怨。

（5）潜藏的恐惧和其他情绪：有深藏的恐惧、无助的绝望，被困或迷失，总感觉不如别人，压抑怨恨和愤怒，用奋斗、挣扎获取生命的感觉。

（6）结构特点和相应情感：下颚厚实紧张，展示努力和坚持。颈部短粗，害怕选择，不敢伸脖子，尽管怨恨、绝望的情感也被锁在颈部。头部被拉进肩膀，回避躲闪，好像无法面对预期的打击。肩膀向前耸动，结实敦厚，忍住愤怒，甘当受难者，愿意首当其冲承受处罚。身体弯曲向前，总有一种挫败感，身体的前部分短而紧，往往控制情感，尤其是悲哀和无助之感。盆骨卷起，这是一个典型的恐惧架势，但臀部丰满，极大的愤怒也关在那里，当臀部扁平，其身心愉快的能力也会降低。大腿沉重，因缺乏平衡，双腿拖着沉重的躯体，腿肚筋十分紧张，与腹肌一起撑住盆骨卷起的架势。

（四）头重肢体类型（The Heavy Top Body Type）

（1）主要结构畸变：腰部以上身体膨胀，腰部以下变得单薄，强烈的紧张积聚于头部、颈部、盆骨和双腿。

（2）给人印象：充满自傲或愤怒，看上去自我欣赏，爱摆出架势，疏远他人，以与众不同的方式生活，强烈的权力欲，渴望别人的尊重，往往因漠视生活中的痛苦而鲁莽行动。

（3）行为模式：忽略他人的需要和感觉，忽略自己的需要和感觉，爱操纵别人，喜欢用诱人的技巧威吓别人，试图改变别人的行为，夸大自己的成就，机会主义并冲动。

（4）潜在恐惧和其他情绪：深深地害怕被别人压倒和控制，总爱压倒他人、控制他人，为自我生存和独立斗争，会因被利用而极度愤怒，渴望亲昵感。

（5）结构特点与相应情感：头部重心，过分强调思维、幻想、计划。头部紧张，行动基于意志，通过头部肌肉的紧张而保持努力奋斗的状态。头部紧张，愤怒、恐惧都锁在头部和颈部，挺起的胸部和颈部表现出傲慢和自信。手臂和肩膀可能宽大，展示力量和侵略性。盆骨紧缩，降低身心愉快的能力。下半身紧张，现实思考总伴随着被使用的愤怒或被淹没的恐惧。

（五）臀部过重肢体类型（The Heavy Bottom Body Type）

（1）主要结构畸变：下半身与上半身的比例不大协调，比起正常的躯体，臀部、双腿、盆骨过大，而胸部、肩膀偏小。

（2）给人印象：从腰部以上看去像娃娃或年轻女孩，从腰部以下看去是一个成熟女人。

（3）性格特点：专注恋爱、家庭、孩子、社会地位，深切渴望被接受，容易感到挫败，喜爱热闹，富有情感。

（4）行为模式：关注感情，敏感，情感易受伤。可具操纵性，常使用她的天真或者性感控制他人。她也可以很温暖，出手大方，容纳他人。她追求并肯定自己的价值和女性特征的位置，当她遭到拒绝，会变得很容易心烦。她的声音和动作往往很性感。

（5）潜在恐惧和其他情绪：此类人有着深厚的感情和受到伤害的恐惧，尤其是对被自己感兴趣的男人拒绝的恐惧，被拒绝时会愤怒，有对被接受的向往。

（6）结构特点及相应情感：因为急于接纳爱，肩膀紧绷。胸部紧窄，害怕被拒绝，保护、限制心脏部位，渴望无条件的爱，害怕疼痛。宽骨盆，尝试放纵，以弥补受阻的心，渴望真正的温暖和女人味。

二、肢体心灵分裂理论

对舞动具有重要理论意义的另一重要内容是肢体心灵分裂理论。身心分裂主要包括左右分裂（Left and Right Split）、上下分裂（Top and Bottom Split）、前后分裂（Front and Back Split）、头颅与身躯分裂（Head and Body Split）及躯干与四肢分裂（Torso and Limbs Split）。

（一）左右分裂（Left and Right Split）

肢体的右半边受左脑支配，代表男性、阳刚，其特点是具有逻辑性、理性思维、进攻、主动、果断、权威，具有开创性能量；肢体的左半边由右脑支配，代表女性、阴柔，其特点是感性、情绪化、被动、想象性思维、全体性表达、接受性能量。

左右分裂的人，有的表现为有力、活跃的右半身肌体动作，多用右手控制左手，右腿跨压左腿，睡觉偏躺向左边，从而导致左半部无力、僵硬甚至疼痛，他们倾向于长期用理性压抑情感。

（二）上下分裂（Top and Bottom Split）

肢体的下半部与地心连接，展示稳定、移动、平衡、支持、扎根，建立舒适的根基、隐私、支持、内省。性欲代表情感的稳定性、依赖性，决定运动与停滞肢体上半部掌管听、说、表达、打击、抓握、拥抱、交流、呼吸、社交、人际交流与控制、自我确定、志愿激励与行动。

（三）前后分裂（Front and Back Split）

肢体前部表现社会的"我"，自觉意识的"我"，涉及日常的穿着、欢乐、渴望、关怀、爱、欲望、交流、情感领域。行动领域由面部、胸部和前臂呈现。躯体后部包含隐秘的"我"，潜意识的"我"，储藏"我"不想面对、也不想让别人知道的东西，如创伤记忆、羞耻感、罪恶念头，仇恨等消极情感，由后颈、脊背到后大腿来承担。

（四）头颅与身躯分裂（Head and Body Split）

头颅掌握智力、理性、分析判断、社会性。身躯支持情感、动物性、直觉感受、隐私性，这是人类最普遍、最主要、最危险的分裂。

在一些国家还保留着一种传统养育孩子的方法，即在孩子生下来就用布包裹得很紧，四肢都不能动弹。从一生下来身躯就受限制，规规矩矩听话的是好孩子，不哭不闹的是好孩子，而后又被训练成听从政治观念、法律观念、哲学观念的成年人，单单忽略情感、直觉、本能冲动。这种类型从整个肢体上看，脑袋活跃，面部可能很生动，眼嘴多动，但身躯呆板，受约束。这种分裂的危险在于扼杀人的本性和个人最珍贵的情感。加之躯体的长期紧张，会导致大脑神经的崩溃。许多强迫症病人展示此种分裂大脑的某种念头无法排解，所有的肢体能量集中到头颅部分。相反的分裂亦存在，有人躯干和四肢过于活跃，尤其是儿童多动症患者，大脑前额叶发育不全，不能控制身躯各部位的冲动，不能集中注意力，身躯的活跃性超出大脑平衡范围。

（五）躯干、四肢分裂（Torso and Limbs Split）

躯干是"我"的核心。躯干着眼于自我服务、自我反省，自我理解、自我保护，集中于环绕"我"的存在。四肢是"我"的活动，是行动功能，是身心的领头，是探测器。四肢使人们冲破自我束缚的局限，向大千世界展开，集中于"我"的行动实现。

躯干、四肢分裂较不容易察觉出来。躯干、四肢分裂的类型有两种最明显的例子：一是极端静存者，手脚软弱无力而躯干饱满发达，沉溺内心自我；二是超级行动者，手脚强而有力，躯干却很脆弱，与核心分离，忽视自我躯干与四肢的联系，拒绝情感与心理的探索。前者代表此人充满了感受与热情，但无法适当表达或以行动展现这些感受。在此情况下，他往往觉得自己受到压抑，例如很多有偏头痛的人都呈现这种状况。反过来看第二种情形，躯干瘦小而四肢过分发达的人可能比较接近"行动派"。这些人很难接触到自己的核心，因为他们忙着发挥手脚所负责的功能，而无暇顾及其他。

　　分裂是心理矛盾的肢体写照，没有人具有十全十美、完整平衡的身心，或多或少都有分裂，不少人甚至同时存在多种分裂。身心的平衡也不是静止、一成不变的，是动态而变化的。舞动的目标是不断向平衡的、完整的、相互沟通的身心努力。

第三章　拉班动作分析

拉班动作不只是用于专业的舞蹈者，还扩大到对所有普通人的动作观察和训练。同时，拉班动作解析体系帮助人们探索那些具有表现性的动作，从而丰富躯体的表达语汇，提高自我对环境的协调和驾驭能力。本章分析多角度拉班动作和拉班动作解析体系。

第一节　多角度拉班动作分析

一、拉班动作的空间关系

（一）从心理学角度分析空间关系

1. 直接关系

空间关系这种内驱力因素对认知能力非常重要。直接的、集中的注意力能清楚准确地抓住细节。一个主题的诸多细节也变得清晰可见，所谓直入主题或者"切中肯綮"，是进行单任务处理，从而能保持专注。所谓"心不在焉教授"描述的是精力过度集中在某一点上，而忘却了世间的其他所有事情。空间关系倾向于直接、集中的人比较难以进行多任务同时处理，直接、集中的方式会促进他分析性思考，追根究底，结构严明和深入研究。

空间关系非常直接、集中的人能长时间保持注意力，不易分神，但只能在一个特定的时间点上聚焦于一件事情。一个人束缚的集中性意味着他除了目前关注的事情外不再关注任何别的，这是一种夸张的强迫性执着，而非根据逻辑分明的思维顺序和不受限制的注意力。一旦这种直接、集中弱化，思维也就没有那么清晰了。

在社会交往层面：直接性使得与人的紧密接触成为可能，对方能马上领会到。因此也能给出明确的指示并进行坦率的交谈。直接性摒弃了外交式的礼仪和微妙，甚至可以给人当头棒喝，即使对方不愿意听到这样直接的表述。具备这种直接特征的人到了派对上，更多的是愿意与一个人进行深入交谈。这样的人到了一个小组中也偏爱与一个人在一起。具备显著的直接特征的人喜欢秩序，否则很快失去兴趣。会固执于一件事或一个观点，这也导致很难看到其他的可能性。极端直接的人常常心直口快毫无顾忌，因此缺少建立良好关系的能力，缺少用柔和语言包装严峻事实的能力。

情感层面：空间关系这种内驱力因素则不那么重要，其主要影响的是思维和认知过程。直接性更能记忆住一个场面的细节而不是全景印象。

2. 间接关系

认知上，间接性与很多不同的层面相关（思维导图是一种"间接的、广泛的"技术）。有了间接的注意力，很容易找到隐喻，创造新观点和进行归纳概括。只有具备间接性，人才能建立对一件事情的全局观。两个主题之间的联系也才能被快速识别和表现出来。这样的人很容易分神，却也可以进行多任务处理，如阅读时开着电视机，或者一边在电脑上录入一边与同事聊天。他能感知到这一切，但抓不住准确的细节，具备显著的间接特征的人很容易关注许多想法和目标，却很难聚焦于一个特定的目标。

（1）人际交往层面：间接性易于用外交的方式概述事情，很快理解某个情境的氛围。如果一个团体的领导方式是一种间接关注，团体中的每个成员都能感觉到被关照和重视。具备这种间接特征的人到了派对上，更多的是从一个人走向另一个人进行简短的接触，并不是真的那么想知道这个人过的到底怎么样。一旦有人要与他进行较深度的交谈，他会很快变得不耐烦，因为会感到错过了什么。他们喜欢很多人在一起，若以间接的关注感知一个房间，他能很快理解房间里的氛围，是友好的还是沉闷的。一个空间关系上具有显著间接性的人在餐馆会仔细研究菜单，哪怕其他人早就准备好要点餐。餐馆里他们必须坐在视野开阔的地方，以便能一览无余。

（2）情感层面：具备高度间接特性的人一待在一个场所中很快就觉得错过了什么，总是很难固定。对他们来说，很容易放手（如工作或关系），因为他们眼里早就看到了别的选择。对他们来说重要的是，一切都要好。这种间接性如果极端化，不仅不是一种全面的广泛关注，反而会成为一种逃避和分神。程度稍弱的间接性，反倒正好可以打开全局的视野。

（二）从发展心理学角度分析空间关系

婴儿在一岁时将注意力直接地集中在母亲和其他相关人身上。这一直接性经常是如此强烈，也吸引了对方完全专注在婴儿身上。由于婴儿还无法自理，这种直接性有助于他获得监护人的注意。婴儿在一岁的后续发展中开始探索外部世界，开始对物体的位置感兴趣，研究和寻找所有他能发现的东西。这个过程大多是直接的，但是已经能观察到间接的端倪。生命的第一年主要就是注意力聚焦和对确定人和物的位置感兴趣。[①]

习得间接的关注是非常困难的。发展和明确使用这种空间关系需要经历儿童的整个小学阶段，这也是为何他们过马路会比较危险。要等到小学阶段结束，他们才能良好地掌握道路交通的复杂性。同样困难的还有间接性关注一个自由漂浮物。同样的现象（较少危险）还可以在球类运动中观察到。玩好球类运动，注意力需要直接和间接的转换。很多儿童十岁以前都很难达成这种转换，儿童拿到球后，会直接奔向球门而难以间接性扫视到他的队友占据更好的位置。因此，人们带着直接性注意的能力来到这个世界，必须学会间接的注意力来探索和感知外部世界。

二、拉班动作力量的使用

人在手臂向下压时最容易体验到"强力"，手臂挥舞向上时最容易感觉到"轻柔"。轻（力量减轻）和强（力量增强）构成了力量使用这一内驱力因素。

---

① 庞佳. 舞动疗法运用于特殊儿童康复研究述评 [J]. 中国特殊教育，2015，（11）：19–25.

如果要抬动重物，如一个沉重的箱子或家具，必须力度大，必须绷紧肌肉。反之，如果只是拿纸花或其他轻巧的物品，则需要轻取轻放，必须力度小，以免捏碎。

第一，动作力度大。以公斤测量的人体重量是可以被感知和移动的。力度这一内驱力因素很少与具体的公斤数有关，而更多指人内心对重量的感受和用何种方式施力。积极地感知力量和自身重量（整个身体或单个身体部位），人就能或重或轻地施力。握住香槟酒杯或者爱抚婴儿的脸颊，人自然而然地收起力量，动作变得很轻。如果必须把一个厚纸箱拉放进垃圾箱里就必须用力把它踩小，于是需要特别使劲。对力量的感知与万有引力有关，因为顺着万有引力向下施力比较容易些。

尽管对重量的感知在本质上并不是内驱力描述的一部分，但缺少了它却无法产生出"力度大"或"力度小"的质感。发出动作的人必须能够感知到自身的重量，然后才能主动地改变力量使用。相反的，疲惫的时候，全无力地瘫在沙发上，处在抑郁状态中也同样难以出力。

内驱力因素力度大意味着积极利用万有引力和自身的力量。许多实际操作中都能观察到一种强劲的内驱力，如举、推、抛重物，撬开瓶盖，推动钢琴，猛敲桌子，或者钉钉子。其他强力的例子还有摇晃吊索、网球挥拍、劈柴时的某一部分动作。

交谈中也能观察到这种强力，当有人以强劲的姿势坚定支持他的观点，那个"坚信"的人在其附加动作中展示出许多"强劲有力"的质感。一些象征性的举动中也能观察到强力。坚决地施压和展示权威需要强力。一个过于强势的人，倾向于一言堂、执迷于权力和控制。强力或万有引力（重力）的重心在骨盆，大多时候是施力的起点。对改变力量使用的质变来说，激活力量重心是很必要的。

第二，动作轻柔。轻柔这一力量元素用于自身主动地克服引力（如一片羽毛）。现实生活中，轻柔发生于细微谨慎时，如捡起玻璃碎片，小心扶老人过马路时也体现出动作的轻柔。从手势和象征性的动作也能观察到轻柔，比如温和的抚摸或手指轻敲桌子。柔和见于幽默、举止得体和外交礼仪中。开开玩笑和笑一笑常常是柔和的。

一个人动作既柔和又自由流动，意味着他愿意与人愉快交谈，他把事情看的"轻松"。那些生活得很沉重的人时常想变得"轻松"些，因为轻柔缓解了情绪的低落。一个人如果动作柔和但是束缚流动，多半特别小心谨慎，不愿犯错，显出温柔的控制，也可能有优雅的感觉。有时会用到反重力（自由漂浮）这一概念，意思是指上体漂浮或精确地浮到胸部的位置。

力量使用与感知意图、意念和身体的能力相联结。从事特定的一件事的欲望对于一个人来说可以是强烈的也可以是平和的。动作的强力和轻柔的交替呈现是发展良好的意念、坚定和毅力的证明。一般把强力而非轻柔看成是意志力。后者在执行一个想法或计划时曲线救国，反而经常比"拳头猛捶椅子"有效。

第三，重心变换。重心变换是指运动过程中改变身体重量的地方（如重心从一条腿换到另一条腿）。尽管重心变换是重量分配的改变，却不是必须改变对力量使用的本质，因此有时候人们提到重心变换时，并不必然涉及轻柔或强力。动作者必须能够感知到他的身体重量，才有能力主动达成力量使用的质变。

重力常常与强力换用，作为轻柔的反义词。反义词"重"和"轻"只是形容人对举着或背着的人或物体重量的主观感受。如果一个人在动作中改变了力量的使用，则最好用强力的或轻柔的来描述。如果不主动施力，这个人"垂头丧气"着，若屈服于万有引力塌沉在地上，则是沉重的而不是强力的。重力体现在松弛下垂或上抛的动作，虽能感知到重量但不施力。

（一）从心理学角度分析力量使用

1.力量强劲

（1）认知层面：强力展示出认真的决心。一个人投入一个项目的活动中去，放在全身的力在其行动上，清楚地知道对于自己重要的事，并认真对待自己的兴趣和意愿。具备坚定的信念，对自己优势、劣势的清晰认知并据此行动，而不受反对声音及影响所干扰。其思路也很严谨，因为与已有的知识和信念紧紧相连。[①]

（2）社会交往层面：强力的人指很快获得话语权、愿意引导他人的人，那些施加压力也能承受压力的人。他们掌握权力、施加影响和权威。尤其当他们空间使用的驱力也很优秀的时候，临危不乱，表述自己的观点也不惧怕对手。

---

① 齐光辉. 舞蹈治疗原理及其在危机干预中的应用 [J]. 艺术评论，2008，（7）：12-17.

如果出现一些转移自己路径的阻力，他们会更加努力使整个过程持续下去。

（3）情感层面：通过强力能知觉到自己的性格、信念和毅力。这要求纪律性，要求感知并指向需求，会死守着一些事和人。情感得到充分表达，既包括激烈的，也包括温和的情感。高兴时会熊抱，失望时会大声咒骂或猛敲桌子。

2. 力量轻柔

（1）认知层面：轻柔这种内驱力元素让人想到灵活。他促进灵感，而这对艺术性和创造类活动特别重要。这样的人容易调整并适应其他信念。如果同时又倾向于间接性的空间关系则易于找到新的思路。但如果过于轻柔，则无法在一个主题上深入，而是"掠"过去。过于轻柔，还同时间接，意味着这个人是充满灵感和创新主意的，但无法投入、专注在一项任务上。

（2）社会交往层面：这样的人是大方得体、婉转的，思考周详和敏感的，可以适应当下情境，且不忘记自己的初衷，对他人的情与事感同身受。这样的人如果出现的障碍、念头、论调与之前的信念相左，并不是真的屈服，而是灵活地实施他的计划。结果可能是事情看起来已经偏离到了与计划不同的另一条路上，但内心坚持着自己的信念、实施自己的计划、曲线救国。很轻柔的人善于与人聊天、愉快地相处，柔和地执着于自己的意图或愿望，但这也可能导致脱离现实。

（3）情感层面：具有典型轻柔特点的人特别敏感、多愁善感，容易受伤和过度小心。

（二）从发展心理学角度看力量使用

儿童在两周岁的时候越来越多地对重量和使用力量感兴趣。他们特别喜欢拉扯、按压和举起重物，喜欢被抛掷到空中，以更好地感觉到自身的重量和引力。这些促进了他们对物体及自身重量的感知，同时评估应该小心的（轻柔的）还是激烈的（强力的）地对待那些物体。以这样的经验为基础，孩子们发展出一个"想要"的概念。意愿以及自我认知的发展与力量元素的发展是紧密相连的，这些有利于发展出主观意图和对世界的好奇，得以区分主次，并能够决定他想要什么。

那些不被允许探索和尝试这些的孩子很难发展出自我，也很难感受到个人的意愿。要给孩子做决定的机会和空间，决定什么是重要的、什么次之，这一点对儿童个性发展来说是至关重要的。因此一些看起来"毫无价值"的东西，比如孩子在散步路上捡起小石头，实际上有很大的意义；反之，"意义非凡"的玩具却无甚作用。

三、拉班动作的时间感

内驱力因素时间指的不是客观可测量的时间，而是内心对时间的看法。它无关快慢节奏，也不指代时间长短，而是指内心对时间的看法。将时间延长或伸展，借用音乐描述方式称之为缓慢的（速度减慢的，持续性的）；反之，显得急促、紧凑时，通常称之为急速的（速度加快的、突然的、断续的）。缓慢的（持续的）和急速的（突然的）构成了内驱力要素时间。

一个人可以感觉是在抢时间、挤时间还是在享受当时当下。因此比如一个经常跑马拉松的人比一个新手要稳健和放松的多，这是由于为了坚持全程他努力地保持内心的稳健放松的时间感；又如一个觉得自己的步速慢于红绿灯转换时间的老妇人，会急匆匆地穿过马路，哪怕客观步速慢于身边的年轻人。

第一，急速的。这里起决定作用的不是量的因素，如奔跑，而是心中对时间的态度。急速的时间感可以带来效率，也可以显得匆忙、急促。急速行动是在抢时间，可以用于提高事情处理和自己动作的速度。加快的不仅是动作的速率，内驱力因素中"急速的"更是指心中的时间感，即觉得需要赶时间。

第二，缓慢的。在这里，人拥有"满世界的时间"，可以慢慢悠悠地完成他的动作和计划。同样，起决定作用的不是客观量化的时间，而是内心的态度，包括长时性的动作感受或无穷的感觉。

一般而言，慢经常包含消极含义（比如，学生接受的慢）。为了更好地传递出时间感的"质"，音乐语言中慢板的概念更适合些，即缓慢的音乐延长了时间。缓慢的动作将自己交给时间并尽情享受。这是一种愉悦的感觉，可以沉醉在时光里而不必心急火燎。如果动作缓慢的人能保持时间利用的质量，往往能比急速的人有更好的时间管理，因为他们能够更好地评估各种可能性。这样的人建立更多的时间缓冲，更好地理解和接受每个时间间隔，因此也更准时，或如果时间不够，更早意识到并做好安排。

舒缓与慢动作有别。如果一个舞者或演员必须长时间地进行慢动作，他很快会完全忘记时间之一动作"质"的改变。他需要很努力地去有节奏地保持动态和尽量让动作流畅。所以大部分慢动作更重要的不是放缓而是保持连续的束缚流动。慢动作跟动作的时间感没有关系，舞蹈的托举动作中可能会见到缓慢的这种特质。

"急速的"更支持速度快的动作方式，而"缓慢的"多伴随着速度慢的动作范例。这就是两队概念急速的、缓慢的和速度快的、速度慢的关系。但当跟速度无关或不可能测量时，急速的、缓慢的这两种动作的"质"也是能够被观察的。比如一个人沿着峭壁上窄小的路并缓慢地攀爬，当他最终到达目的地，急速地跳上安全的地面。相反的，急速的对话中可能包含犹豫不决的时刻，缓慢的改变中也可能包含在快节奏中。

内驱力因素时间感区别于量化的速度和节奏，前者可用于测量，后者可以用节拍器表示。在芭蕾和更极端的西班牙舞蹈中，双腿可能在很快的音乐中舞动而手臂和上半身却保持着缓慢的质感。急速这一质感有别于时间的测算，一个很好的例子是观察跑步者站在起跑线的情景。站在起跑线上，运动员显示出越来越多的急促性、显得一触即发。一旦枪声响起，他急速地开始起跑，之后保持一个快速。

人与内驱力因素时间的关联发展出直觉力和决策力。时机在觉察时至关重要。一个决定要么是急速的执行、被放弃或被替代，要么慢慢地发展，让一些前提条件在一定时间段里形成和成熟起来。很重要的一点是考虑到这两个方面都跟直觉力有关。急速的做决定常常被认为是喜欢做决定、果断的，而谨慎的权衡被看成是迟疑。一个人内心平静，跟着直觉走，与由于恐惧和害怕犯错彷徨地拖延做决定，不愿跟着直觉走，有很大的不同。

明确区分举棋不定和谨慎权衡并不容易，无论对自身，还是在治疗工作中的对象。动作分析则可以帮助区分两者——犹豫者是出于对错误决定的恐惧，而舒缓者则为感知到决策的直觉力而自己要求时间沉淀。

（一）从心理学角度分析动作的时间感

1. 动作急速

（1）认知层面：急速的做出决定意味着一个人思维敏捷，知道何时需要完成怎样的事情。想法急速而出，缺少必要的分类（自由联想）。认知领域的加速多见于思维过程迅捷的人。一旦他们开始学习，就有快速的理解能力和接受能力。具有显著急速特征的人，也可能因为考虑不周做出草率的决定。

（2）社会交往层面：急速的人常常是团队的"促进者"。他们会觉得团体讨论太费时，于是催促做出决策或者有时候避免集体决策的过程。如果他们同时还是强力的，将会很快成为领导。急速的人容易即兴发挥，也激励他人即兴发挥，不喜欢左思右想瞻前顾后。因此急速的人常常会对计划地执行，过于乐观。根据观察，反倒是急速的人更容易迟到，因为他们总相信，"急速的"能够在下一个时限前完成活动。

（3）情绪层面：急速的人仿佛内心有一台发动机。如果一个人集中了急速和间接的特征，他们的身份感即在于自己做了多少，一旦无所事事，就会失去价值感。比如说家庭主妇和母亲，多年都秉承急速这一特征，才完成那么多日常家务。家务活变少后，却无法停止干活，因为她们将自己的身份和自我价值与忙碌联系在一起了。

2. 动作缓慢

（1）认知层面：具有缓慢特质的人为做决定会仔细思忖，多方考虑。这种特质可以很好地被识别，当决策时机不成熟，决策过程十分困难时，这样的人会变得缓慢，因为他们想要权衡所有重要的因素，更稳健。同时具有缓慢特质和某一种典型空间关系倾向（即特别直接的或间接的）的人，是一个彻底的思考者，需要一个安静的学习环境，应对外界时间的紧迫性，他倾向于拒接和阻抗而不是加快速度，认知的减速带来做决定的从容。

（2）社会交往层面：这样的人容易融入所处环境。当一个人以缓慢的状态与人互动，表示对方很重要。因此，那些从事与人打交道工作的人（主要是咨询从业者）应该具备转换为缓慢的、持续的能力。演讲者只有以缓慢的方式表达才能强调他的观点。具备显著的缓慢特质的人，也可能会失去与他人联结，不再能跟上他人的进度和决定的步伐，最终被排斥和边缘化。

（3）情感层面：舒缓特质的人在高度工业化的文化中常会感到一生的失意。早在学生时代可能就是体制中的"太慢"学生，到了工作世界，急速也常常被认为比多思、平静的处理更好。但实际上，缓慢的人能够让感觉在内心生长、流动和保持。

（二）从发展心理学角度分析动作的时间感

孩子到了三周岁开始奠定时间感的基础，孩子对于事情是什么时候发生的很感兴趣。认知的成熟令孩子能理解时间，甚至进行时间的第一次划分。通过对孩子时间感发展的研究和观察，时间感与对速度的感知相关。入眠和醒来成为第一个重要的划分时间的方式。当父母没有当即满足孩子表达的愿望，小孩子很快就能准确地理解情感层面的时间。

在大脑皮层负责感知、记忆和有意识地思考的部分上，有一个所谓的时间间隔计时器。譬如，眼前的红绿灯转成黄色，人们大脑中的时间间隔计时器会比较以往经验值并计算还有多少时间，由此决定是否过马路。这就意味着，孩子必须首先积累足够的生活经验，才能正确地评估动作的时机。有趣的是，激发这个间隔计时器需要大脑基底核的参与。大脑基底核也被称为基底神经节，是大脑深部一系列神经核团组成的功能整体。其主要功能为自主运动的控制，同时还参与记忆、情感等高级认知功能。

一段时间结束时，大脑基底核会释放出一定量的传递神经信息的物质——多巴胺。如同在电影胶片上，每一个可知的时间点都会有一个唯一的时间印记。如果习得了一个范例，多巴胺会在时间间隔的起点时分释放，同时导致大脑的连锁反应，实现更高的认知功能如记忆提取和发愿。

大脑基底核与它所具有的时间计时功能、下决心的过程和动作的协调之间的关系对于舞动来说很有趣。因为人首先需要经验才能判断何时停下来最合适。到了三周岁，身体进行了更多与时间、判断力有关的活动，并且又反馈回大脑。这个时期，孩子习得了一些关键的动作规范并存储在大脑中。释放的多巴胺和与此相联结的反应也在大脑中存储并对自我认知和行为产生相应的作用。这就意味着，动作范式（如事情到了最后时刻才在巨大的压力下去完成，很有可能错过最好的时机）在 2～3 周岁时就得到了操练。如果这种时间使用方式在大脑中固定下来，就可能在成年后制造麻烦，如有要事却太晚做准备、错过机会，因为多巴胺习惯性地滞后释放那些对做出判断反应十分重要的物质。或者反之，极力习得和储存了一种强迫性准时的范式。如果给孩子充分的机会探索出最佳的时间点，这种经验也会强化并在大脑中存储。由于对时间的测量由注意力启动，注意力缺陷和多动症患者也难以正确评估时间间隔。这种间隔时间可以训练得非常准确。

一个孩子有可能依一定的顺序玩耍和吃饭，以发展出与时间的关系。发展出时间感是区分的必要前提，而良好的区分能力也益于时间感的发展。孩子必须先能在一个房间里找到方位和具备简单的计数能力，然后才能正确地估算时间。孩子在三岁到七岁之间对时间的表述是直观和形象的。

直到小学，孩子们能够分辨出抽象时间段，不依赖其他直观形象方式。他们也慢慢认识到，时间在任何地点都同等有效，并且持续的时间是由相同的时间单位组成的。也是到了这个年龄，孩子才能理解，不同物体在相同时间里能走出不同的距离，进而理解同时性、顺序和持续。孩子发展到有能力精确估算和说出行为的持续时间，即一件事占多少时间，要到 9 岁。由此可以看出，如果没有这样自主时间感的发展，日后也就缺失了有效时间的重要基础。每一个孩子都需要努力习得这种时间观，这一点是确定无疑的。与时间接触似乎是成长的课题，修好这一课决定了成年以后与此相关的健康度。到了老年，难以自由处理时间的问题往往出现在曾经宣称从来都"没时间"的人身上。

第二节　拉班动作解析体系

一、拉班动作的辩证性主题

拉班动作分析是用来观察动作的理论性框架，拉班动作分析体系的哲学理论有四大基本概念，这四大基本概念都是以躯体动作现象的辩证对立为主题的，具体包括：①流动性与稳定性；②功能性与表达性；③发挥性与疗养性；④内向性与外向性。

（1）流动性与稳定性。身体总是处于动与静两者之间，交换持续着稳定性与流动性。走路是流动，等车是稳定；挥臂是流动，握手是稳定。流动性和稳定性总是在不停地转换中，不是决然分开的。起身是从稳定转向流动，下蹲是从流动转向稳定。流动是线，稳定是点。

（2）功能性与表达性。该主题代表动作的性质。有的动作是功能性的，如搬运、吃饭、踢球；有的动作是表达性的，如拥抱、舒展、跺脚。两者在一起创造着动作的意、义。两者往往具有共生共荣的关系，动作的功能性具有表达性的后果，动作的表达性亦具有功能性效益。跑步既是功能性的身体锻炼，又具有发泄紧张焦虑的结果。用舞蹈表达快乐的同时，又有活血健身之功能。

（3）发挥性与疗养性。肢体动作具有发挥性（亦可称为消耗性），与此相对的是疗养性（亦可称恢复性）。身体动作总是在这两者对立中交换进行，这是用来表述用力与休闲间的自然退潮和流动。既指身体得以恢复的动作性质，也指身体具有的通过质量或类型的反向运动而自然寻求解脱的特性。跑步、跳跃是发挥性，打太极、散步是疗养性，拳击、跳霹雳舞是消耗性，喝水、擦汗是恢复性。

（4）内向性与外向性。内向性与外向性指控制动作的动机方面。内在冲动可以体现于外在表达形式；相反，来自外部的刺激会影响一个人的内心体验。

这四大两极对立的辩证性主题为舞动奠定了健康的哲理性基础，当人体失去其动作性质的某一极或极端于某一极时，身心便会失去平衡，导致病态。这四大主题的辩证性同时也为舞动的治疗方式和手段指明了新方向，两极动作在舞动中的普遍使用正是基于此原理。

二、拉班动作的肢体语汇

（一）肢体的使用

肢体是拉班动作解析体系五大结构（肢体、内驱力、形塑、空间、关系）的第一组成部分，肢体包括身体的各个部分，它给声音、语言、动作提供传达机制和机械。肢体部分使用的基本内容包括以下方面。

（1）呼吸。呼吸是肢体存在的根本。基本呼吸模式有急促式的通过肩颈处的呼吸、肤浅式的停止于胸部或胃部的呼吸、中心式的通过腹部和胸腔的呼吸三种。[①]

（2）躯干与四肢，亦称中央与周边。身体的主干是除去四肢透镜的躯干

---

① ［美］琳达晓乔.舞动：以肢体创意开启心理疗愈之旅 [M].北京：中国人民大学出版社，2018.

部分，包括胸、背、腹、腰，这是躯体的中心部，肢体是四肢，即双腿和双臂。

（3）核心与末梢。肢体的核心指的是腹腔部，如太极理论所说的丹田区域；末梢指手指、脚趾。

（4）头与尾。头与尾是指头部和臀部。

（5）上与下。从腹部划分，腹部以上为肢体的上部，腹部以下为肢体的下部。

（6）整体与半部。肢体的整体包括整个肢体的每一部分，换句话说，是把肢体的各个部分联合起来看作一个整体。半部是把肢体分为左半部和右半部来看。

（7）交叉与外侧。交叉是指右臂与左腿通过主干的对应联系，左臂与右腿通过主干的对应联系；外侧指肢体的上下左右的边缘部分，即不穿过中心主干的肢体联系。

（二）肢体的观察

对动作分析者而言，肢体部分的语汇概念是人们观察动作模式的焦距。

（1）看个体的呼吸状态。是平和、急促还是缓慢，是深入、肤浅还是屏息，是多吞进还是多外吐，呼吸特征往往导致运动的特定构成，呼吸的改变亦是运动改变的契机。

（2）肢体的活动部分与肢体的僵硬部分。有的人头部活跃好动，四肢迟缓、懒惰；有的人双腿活跃，肩颈僵硬；有的人四肢活跃，躯干僵硬，或胸腔、腹部凝固。

（3）观察肢体动作的启动序列。明确哪个部位启动全身运动，是由头部启动带动全身，还是臀部启动牵引主干，是腹部启动蔓延四肢，还是末梢启动带动肢体，遍及全身。

（4）看肢体部位的连接性与分裂性。这与肢体的活动部位及僵硬部位有很大关系。如果颈部僵硬，那么头部与肢体的联结性就会较差；如果腹部僵硬，那么上肢、下肢会缺乏交流；如果胸部僵硬，那么两臂连接会有阻碍；如果胳膊与腿的交叉缺乏连接，那么动作的协调性会较差。

三、拉班动作的内驱力

（一）内驱力的基本因素

内驱力是指在空间、力度和时间上使用动作能量的方式。内驱力描绘的是与情感或情绪关联时刻间的冲动表现，它揭示一个人具有动机心态的身体投入，这个投入通过内驱力的基本因素（时间、重量、空间、肌肉张力流）而表现，而每一个因素都包含两种对立的元素，每一种元素都随着一个延续性的过程而展示出来。

（1）时间，其元素包含快速和突然、缓慢和持续。

（2）重量，其元素包含沉重和强力，轻飘和柔弱。

（3）空间，其元素包含直接，目标明确；间接，无确定方向。需要指出的是，这里内驱力内涵的空间指动作走向，区别于后面以三维平面为着眼点的空间概念。

（4）肌肉张力流。其元素包含约束流动和自由流动。

在内驱力的概念里还包括前内驱力。前内驱力是指未完成的内驱力。如果说内驱力被定义为在空间、力度和时间上使用动作能量的方式，那么在此区域内，前内驱力便是展示个人防御性的程度，以及自我防御机制在动作中应用的表达。

（二）内驱力的基本动作驱动力

内驱力的基本动作驱动力是指一个动作同时使用了空间、力度、时间的因素，共有八个基本动作方式：飘浮、击打、滑翔、削砍、拧扭、抹擦、弹拂、按压。按动作中内驱力的性质还可归类为沉迷型和战斗型。以下把空间、力度、时间的运用进行一般性的基本分类。

第一，沉迷型动作素质，指无目标的（空间）、轻度的（力度）、持续的（时间）结合的内驱力。

第二，战斗型动作素质，指有目标的（空间）、重力的（力度）、突然的（时间）结合的内驱力。

但上述分类也不是绝对的。有时，持续的与重力的、无目标的结合；轻度的与突然的、有目标的结合。或者其他组合或者交错进行。看一个人的动作模式、基本素质，以其主导的动作内驱力组合为准。

1. 内驱力的内心驱动状态

内驱力即未完成的内驱力揭示动作者的内在状态和内在姿态，包括空间、力度、时间、流动中的两种因素结合，主要有六种基本内心驱动状态：①梦幻状态：流动与力度的结合；②清醒状态：时间与空间的结合；③远程状态：流动与空间的结合；④节奏状态：时间与力度的结合；⑤稳定状态：空间与力度的结合；⑥活动状态：时间与流动的结合。

2. 内驱力的转移驱动力

转移驱动力是描绘内驱力的变动性，由三个元素组成，有三种基本转移驱动力的组合形式：①无时间驱动力：由空间、力度和流动组成；②无力度驱动力：由空间、时间和流动组成；③无走向驱动力：由力度、时间和流动组成。

了解转移驱动力的意义在于内驱力的转换。每一个躯体都因不同的特性具有特定的内驱力驱动习惯，通过对内驱力所具因素的认同，放弃与转换可改变一个人的动作习惯和模式。譬如，处于快速、有目标、紧张动作模式的人有意识地放弃时间因素，增加力度因素。可以改变匆忙性，加深思考，提高持久力。

对舞动而言，拉班动作解析体系中的内驱力概念是最重要的，它与对人心理动态的观察密切相关。同时，内驱力也是治疗师进行舞动干预的必备肢体语汇。

四、拉班动作的形塑模式

形塑是动作的形式，它表现身体如何通过空间变化和动作而适应环境，包括人类和非人类对象。形塑包括静止形塑模式和形塑改变模式两种。

（1）静止形塑模式。静止形塑指静止状态时的姿态。最基本的静止形塑模式包括墙壁形、球形、针尖形、螺丝形四种类型。有些时候可以是两种形式的综合，但有一个为主导，如给人主体感觉是针尖形，但有螺丝形的混合。

（2）形塑改变模式。形塑改变模式用于展示和描述情感的投入。躯体形塑的改变往往与自我和环境的联系相关，形塑改变模式揭示一个人对其躯体改变形状的感觉。形塑改变模式有弧形记向式、辐射定向式和雕刻式三种类型。

五、拉班动作的空间、关系与拉班度量

空间是描述与环境相关的躯体移动方位，它与"内驱力"中谈到的空间含义不同，"内驱力"中的空间指的是动作走向的概念，而这里的空间概念含义更广。

（1）空间。空间包括以下内容。

第一，动作氛围，指个人身体周围的距离，一个人的私属动作氛围是在不移步的情况下四肢可达的围绕躯体的距离。

第二，氛围途径，指私有动作氛围的通道，氛围途径包括三个通道：中心通道，从中心到个人氛围边缘的距离；边缘通道，个人氛围的外绕边缘线；横向通道，从中心到外边缘之间的曲绕而展示的空间体积。

第三，空间拉，指作用于全身以推动其在空间的轨迹。

第四，空间意向，指明确动作的目标从而确立躯体的意图与空间。

第五，空间几何或者说动作平面，包括垂直向、水平向、纵向三维动作方向。一般来说，垂直向表现驱动的重量意识，水平向表现驱动的空间意识，纵向则表现驱动的时间意识。

第六，空间和谐论。拉班尤其强调动作的空间和谐。空间和谐描述躯体固有的对空间的反应性质，因此而创造形成躯体与空间的关系，空间中的每个点都与躯体、内驱力、形塑有对应的亲和力。当用动作连接各个点，在创建一个动作组件之间的动态关系时，就像在钢琴键上取得共鸣。

（2）关系。关系指躯体、内驱力、形塑、空间之间的相互影响与作用。一个动作程序往往是在这四种因素的交替、混合、转换中得以完成。总体而言，对躯体观察的是"什么"，对内驱力观察的是"如何"，对形塑观察的是"为什么"，对空间观察的是"哪里"。

（3）拉班度量。在观察分析总结每一个因素及其相互作用进程中，拉班用建筑师的眼光绘出了一个隐形的动态度量结构，这就是著名的拉班度量。

拉班度量和规模是一个特定的动作序列，这个序列反映了每一个柏拉图式的固定点之间最有效的表达途径。柏拉图固体有立方体、八面体，十二面体、二十面体，拉班度量是一个舞动者在空间连接这些点的工具，其结果使得舞动者实现内在及外在的与宇宙协调化的可能性。

第四章　切斯技法

切斯技法以舞蹈和动作作为互动、沟通、表达的主要模式，是团体治疗中一种独特的、完整的和独立的体系。本章探讨切斯技法的核心理论和切斯技法相关内容。

第一节　切斯技法的核心理论

切斯技法的基本理论假定舞蹈是沟通，这满足了人类的基本需要。切斯技法强调尊重病人作为一个独特的个体，进行真正的人际互动，建立共情的默契关系。同样地，切斯也极其尊重入院病人的权利和需求。病人将自身的沟通欲望埋藏起来，因此，需要去寻找病患性格中愿意被听见，愿意变健康的部分。从这个意义上说，20 世纪 40 年代切斯对待住院病患的态度，正如 60 年代人本主义心理学家马斯洛和罗杰斯，他们都相信、尊重并关注个体中健康的那部分。

与病患建立联系时，语言不仅失去了其有效性，不再作为直接交流的方式，而且恰恰成为防御性障碍。严重的病患大量地依赖非言语的方式来传递其情绪。那些单单依靠言语沟通来建立关系的治疗师，则根本无法跟分配给切斯的病患进行任何接触。

密切观察并回应组成病人情绪表达的微小的、特别的动作和姿势，这些直接的动作表达能分崩离析那些言语的防御，因为掩盖身体动作的情绪表达要比用语言掩盖难多了。运用舞蹈动作作为自我表达和沟通超群的能力，以及与病患的动作表达进行感知、接触、思考和互动的能力，才将病人带出病痛状态。

舞动的目标之一是建立、或重建与自我和与他人的连接感。切斯技法首先通过节奏性的身体动作实现这一目标。在节奏性的身体行动中，在舞动中，人们能体验到参与到这个团体和社群中来。这一过程中能量的流动，活力的感觉和健康的感觉，能提升人对自我存在的切实感受，即提升自我感，以及与他人的连接和共情反应。换言之，舞动首先促进并整合了在身体层面的沟通。声音和言语干预又能支持这一行动。

如果能实现共同的节奏或动作，成员会更自发地发出声音或说话，身体姿态更放松，也会发出惬意的笑声。由此，可能会有来自团体成员的进一步的自发的行动、意象、表达等。研究表明，身体动作和语言具有同步性，是有神经生理学基础的。所以，节奏性的身体行动，辅以声响、声音能促进与自我，以及与他人的连接、沟通，有益于参与者内心、与人际能力的发展。

其次，舞动能促进在符号层面上的沟通。动作、意象、认知能力是紧密相连的、动作能激发联想和促进发展出意象，由此促进来访者提取和表达自己的故事和回忆。切斯技法鼓励个体从感官体验到意象的象征性表征，再到言语表达。由此，可以提升来访者的认知、理解能力、自尊和与团体的互动。

最后，身心紧密相连。在切斯团体中，成员常常会回想、体验、重新体验某种情感。切斯技法促进个体的情感连接、情感感受和回应能力。

一、身体行动

身体扭曲和身体功能失调反映出的是人内在的冲突和情绪的困苦。例如一些压抑情感的人，身体空间的使用会受到限制，呼吸也变窄、变浅。身体舞动中有大量的肌肉活动、身体移动和体验，帮助人们切实认识自己的身体部位、呼吸模式，放松身体和肌肉，增强力量和提升能量。同时，舞蹈令个体获得丰富的刺激和启发，得以表达情绪、整合身心。但是，真正治疗性的改变，并不是因为学习了某个动作。而是发生于来访者做好了心理准备，允许自己去体验和探索身体的各种动作和行为时。

二、象征性动作

使用象征是一种表达和沟通的方式。舞动师往往从动作的象征性中了解来访者，并从动作上的象征意义回应来访者，选择继续再扮演或再体验。

事实上，舞者或演员都较少使用日常生活中的语言，而倾向于使用象征性的动作来传递和表露他们的情绪和想法，并且能以自由的、丰富多元的，甚至怪异或夸张的方式来和观众沟通。

切斯相信大部分议题可以在象征层面得到解决，而诠释、分析并非总是必须。如病人可能把某种动物作为自己的想法、感觉和冲突的象征。舞动师需要尊重和接纳这种表达，并支持和鼓励在这个象征上继续进行动作探索。经由舞蹈动作和身体的表现，治疗师与来访者共享肌肉感受和象征性互动，借由象征性动作的介入，能够刺激个案内在的想法和情感，使情绪得以具体化。通过动作的力量，抑制的情绪可以在不同水平上通过不同的方式释放出来。释放之后，才有可能让象征与意象背后的意义、内容安全地转到意识层面。即经由动作的发展，来访者不仅进入某种象征情境，同时也获得关于动作中的象征性意义的领悟。

三、治疗性动作关系

在以语言为主要沟通方式的心理治疗中，治疗师常通过重复来访者的话语，或者捕捉来访者带给自己的感受并加以客观地反馈，来共情来访者。切斯则通过肢体动作建立与来访者的关系，在关系开始时切斯通过与来访者的动作保持一致来使对方感到被看到和理解。当然这不是简单地从表面模仿来访者的动作，而是能够观察到从肢体动作中所传达出来的情绪、意义，并在模仿时将这部分带入动作中。切斯通过体会来访者动作带给自己的感受来理解来访者，并透过肢体动作将这些感受反馈给来访者，这是透过肢体动作观察、接收和反馈来访者情绪的过程。在这一过程中来访者如同在照镜子，而且是温暖的镜子，因为是带着被支持和理解看到真实的自己。

治疗师将自己参与到动作关系或与来访者互动中，以取得与来访者深度的情感沟通和被接纳感，这一概念是切斯对舞蹈治疗做出的革命性贡献。观察、接收和反馈在动作关系中不断进行。开始治疗师完全镜像来访者，随着关系的建立，治疗师慢慢在来访者动作的基础上进行一些拓展，尝试夸大或相反特质的动作。

例如，治疗师在与来访者镜像过程中，感受到来访者肢体动作中的力量感和略微的僵硬，于是在镜像建立关系后，治疗师动作依然和来访者相同，只是让身体更为放松，在一段动作互动后，来访者也在自己的动作中放松了一些，这拓展了来访者的体验并觉察到新的可能性。动作对话也是建立关系的一种方式，可以更深地进入来访者的内在世界。但动作的再建构需要合适的时机，只有在患者准备好的时候才能开始，切斯在建立信任的基础上，引领来访者敢于冒险进入新的体验和关系，与其被压抑的念头或情感进行沟通。

四、团体的节奏性

团体舞动有着独自一人舞动所未有的力量。团体的节奏性帮助来访者察觉自己身体的活动力和变化性，学习和分享动态的感觉，以及看到不同个体的情感和身体模式。使用团体活动节奏性的力量可以促进和支持有组织、有控制的方式表达想法和情感。

很多参与舞动的成员表示，相同的音乐背景，独自一人时就不如和大家一起舞动时更有感觉和投入。团体共同塑造出来的场域能量大于个人，当大家有一样的节奏，就会形成安全和有支持性的空间律动。日常生活中的规律，比如按时吃饭、睡觉等都能帮助个人内在的稳定，在此基础上表达和发展自我，团体的节奏如同日常生活规律一样，为团体成员提供了内在的稳定和组织性，尤其是对内在混乱的人而言，安全、简单的节奏有助于他们有组织、有控制地表达和宣泄。[①]

当一群人共同做动作时远比任何一个人单独做动作带来的安全和力量感更大。节奏可以组织个人行为，创造团体的团结和感染力。在团体的节奏中，个体可能被影响发展出更多肢体动作，即使患者并不觉察这些动作，他也会通过分享有象征意义的节奏性动作而被带入，比如行为内敛的人做出更大的动作、总是很用力的动作变得轻柔起来、腰部僵硬的人开始扭动腰身。通过节奏可以使个体融入群体当中，可以看到不同的情感和动作模式，也可以学习通过动作

---

① 周红.舞蹈治疗简介[J].中国心理卫生杂志，2004，18（11）：804–805.

分享感受。

第二节　切斯技法分析

一、切斯技法的介入方法

切斯技法中有三种主要的介入方法：镜像、澄清焦点和扩展动作、利用动作引发联结和对话。

（一）镜像

镜像常在初期建立关系时使用，治疗师观察来访者的动作特点，并做出与访者相同的动作，就如同来访者在照镜子一样。在这一过程中治疗师可以和来访者面对面，也可以在来访者的侧面，有可能在同一空间相距很远的距离，也可能在相对亲密的近离，原则是在来访者感觉安全的距离上保持连接。

通过镜像的动作关系首先能够与来访者建立连接、发展信任关系，当来访者看到"镜中"的自己时，能够感到被理解与尊重。其次，在相互的肢体动作中，来访者能够体验不同部分的自己，更清楚和深层次地觉察自己。例如，一位一直觉得自己很有自由度的来访者，在镜像中发现自己大部分的动作其实都是保持的和束缚的，他才意识到过往经历带来的情绪是多么深地影响着自己。另外，镜像也可以帮助来访者宣泄情绪、化解情绪的冲突，例如一位来访者在做跺脚的动作，当这个动作被镜像时，来访者得到接纳与鼓励，于是继续跺脚，并越来越用力，伴随着很多愤怒的情绪发泄出来。镜像过程中，不仅仅是表面的动作互动，更有内在能量的相互影响和带出节奏的自然整合，所以常有意想不到的疗愈效果。但无论如何，镜像所带来的深度共情和接纳是这一切的基础，因此在镜像过程中治疗师只需关注和允许来访者的动作，并以相同的动作质感回应，疗愈就会自然发生。

（二）澄清焦点和扩展动作

通过镜像与来访者初步的接触和关系建立后，切斯会捕捉对方突出的动作特点，并逐渐地、缓和地去扩展这些动作特点，以澄清和确定来访者内在所欲表达的焦点或目标。切斯会使用更大、更强、相反或补充的动作来完善这一动作陈述，突破个人固有的动作框架，让来访者学习到更多动作方式，从而更好地觉察、澄清和表达自我。

例如，来访者站立不动，治疗师观察到她的呼吸有些短促，肩及近喉部的身体有略微的起伏，治疗师从呼吸动作开始镜像，并感觉到喉咙有些被压制的紧张。渐渐地治疗师开始加大肩及喉部的起伏动作，去尝试探索这背后的诉求，随后来访者也更用力地呼吸，直至整个上半身都随着呼吸大幅度的上下摆动，之后表达出某个经历带来的恐惧和焦虑。在这个个案中，治疗师扩大了捕捉到的动作特点，即使这是个非常微小的动作。

又如，来访者表现出的动作大多很轻柔，常常踮着脚尖并且上半身尤其是腰部向前、向上挺出，治疗师在镜像之后，感到了后背部，尤其是腰的紧张、于是说"从羽毛变成沙袋"，动作上将踮起的脚跟放下，用整个脚掌与地面接触，身体动作的重心由腰部下降到臀和胯部，腰自然放松下来，并且变得自然挺直，来访者在做了"沙袋"的动作之后，腰变得不那么疼了，也意识到争强好胜的性格给自己带来的影响。在此案例中，治疗师从轻到重，从上到下，运用了相反的动作扩展。

在澄清焦点和动作扩展中，治疗师常常要运用直觉和自身的感受来工作，并随时观察来访者的反应以判断干预的效果，决定是停留在某个动作上，还是发展动作，因此镜像和动作扩展是没有绝对界线的。

（三）利用动作引发联结与对话

利用动作引发联结与对话这一过程是切斯运用语言和非语言的方式与患者进行互动的过程，切斯常以游戏、联想、意象等方式来引导动作，目的是启发患者的动作、引发联结。例如，在一个团体中参与者的注意力比较难聚焦，也很难看向团体中的其他成员，治疗师从玩球的游戏开始，先和每个人玩，然后再转向其他人，逐渐地团体成员彼此间有了互动。

二、切斯团体的原则

（一）能量原则

（1）用眼睛、耳朵和身体去感知团体的能量状态。如果团体成员处于不同的能量状态，在高、中、低能量状态上都有分布，可以选择一个方向，同时密切注意其他能量水平及变化。

（2）感知自己的能量状态。如果能量和团体的能量不一样，先回到自己的中心。

（二）目标原则

（1）了解这个团体、这个人群的特点和需求。

（2）基于团体人群的工作目标和意图。

（3）回应当下带领的团体或个体的身体、情感状态，以此调整目标。

（三）捕捉原则

（1）保持对团体的感知，寻找机会捕捉成员的动作。镜像捕捉到的动作。

（2）在了解来访者之前，不要妄下猜测或定论。

（四）组织原则

明晰组织方式，具体如下：

（1）结构：指开始结构——暖身、中间结构——发展、结尾结构——完结。是否使用，如果使用，为什么；什么时候使用；如何使用。

（2）音乐：是否使用音乐。如果使用，适合这一团体的音乐有哪些。

（3）道具：如，羊毛绳、弹力绳、丝巾、木棍、球类、乐器、降落伞等。是否使用，如果使用，怎样的道具适合这一团体。

（4）空间：既要给参与者留出足够的空间，又不能大到不适合安全感的建立。

（5）触碰：要触碰的话，先询问对方是否同意。

（五）灵活原则

（1）有计划。

（2）准备好摒弃计划，回应现场成员的需求。

（3）发挥自发性。

三、切斯技法的共情反应

应用切斯技法，就是舞动师要与来访者本来的状态相遇。共情反应指将来访者自发的表达整合到正在进行的动作体验中，并以共情的方式回应那些表达。没有治疗师和团体之间的共情连接，就没有治疗。共情是一种持续的状态，一种互动的流动。它意味着治疗师要暂时进入到来访者的世界，对来访者的情绪保持敏感。[①]

（一）共情反应的关键

（1）搜集参与者的信息。这里的信息，指的是团体的感觉、状态、担忧。舞动师需要捕捉这些信息，捕捉参与者的动作模式、动作特质、心境和主题。

（2）带动参与者首先与治疗师接触、连接，以及与其他参与者接触、连接。舞动师着力于建立与单个参与者的关系，以及建立与团体作为一个整体的关系。需要有真正的共情连接，才能保持团体的注意力，促进团体成员的持续在场和参与。

（3）发展出共同感，这将促进沟通以及感觉的分享。当团体成员参与到彼此互动中时，就形成了连接。这个过程会不断促进和加深共情。但谨记，非评价是核心准则。

（二）共情反应的类型

1. 发展

发展即促进成员的动作、意象、言语表达更充分。治疗师以与参与者相似的动作模式、意象、声音作为回应，使之发展和扩展。由此可以达到以下目的：

（1）扩展参与者的动作库。

（2）增加动作的情感性。

（3）将团体围绕着一个常见的意象组织起来。

2. 回应

回应除了捕捉表象的行为，治疗师也可以回应潜藏的焦虑或她所感应到的团体议题。议题或焦虑可能表现如下：

（1）团体成员出现脱落。

（2）能量低。

---

① 阎博，樊富珉，喻丰. 动觉共情干预在舞蹈动作治疗中的应用 [J]. 心理科学进展，2018，26（3）：496–502.

（3）直接言语表达不满。

（4）攻击性。

（5）以一些细微的肢体动作或姿势表示不舒服。

此时，治疗师有必要导入不同的动作、画面、意象，以降低强烈的焦虑，从而鼓励参与者继续参与和投入。

（三）不良的共情反应

不良的共情反应会危害团体凝聚力、抑制个体的表达，以及干扰创造支持性的环境。典型的不良共情反应有以下四种。

（1）模仿。

第一，刻板地完全模仿成员的动作，这有可能会触犯了被模仿成员，被视为嘲弄。

第二，成员被突然叫到名字可能会感到羞怯和尴尬。尤其是如果该成员是第一次发起动作，就当众被叫到名字，动作也会被大家模仿。

第三，镜像成员表示自己的阻抗词句和动作，可能会被视为不认真对待人对愤怒和不快的表达。

（2）过快的发展。如果团体中同时发生的信号太多，或者治疗师的目标性太强，如一定要促进领悟，拓展动作库，治疗师会倾向于快速改变和发展动作或意象。但如果出现不成熟时机的过快发展，就可能会导致个体或团体的阻抗：抗拒团体本身的进程、抗拒团体成员提供的素材。外在表现可能是成员不参与，低能量。总之，治疗师不应急着推进到自己预设的目标中去。

（3）倾向于回应团体中的最高能量水平。这会导致显示出低能量状态的个体不会感觉到被看见，不再参与不再投入。这样就很难整合团体结构。

（4）逃离敏感议题。如若一成员回避团体中表达的某种情感和议题，同时治疗师也害怕处理该方面，就不能捕捉回避的成员行为，如同共谋地阻止了表达。危害包括：①治疗师未真正服务到团体；②治疗师在创造大家能自由和安全地表达情感上失职了。

由此可见，舞动师需要了解工作与自己有关的个体议题。否则，这些议题会在团体进程中跳脱出来，影响到治疗师对团体的带领和服务。

共情反应可以通过不断练习来提高。经常使用的动作练习有：①跟随与带领；②镜像与动作对话。在练习过程中，需要观察具体体现、对方的动作特质、空间使用、形塑、动觉范围等。

四、切斯技法的形成意象

在舞动术语中，Image 常常被翻译成意象。其他类似的中文翻译还有心象、画面。所谓意象，是联想到的物件、人、情绪、画面等。切斯团体在体验了共同节奏后，可以形成意象。在意象上进行工作，是舞动的重要部分。内心世界是如此的丰富或曰复杂，对其探索本就是一个不断深入的过程，再加上各种可见不可见的阻抗，就需要在感官运动、动作、情感、意象不同的层次上交替进行。表征存在于身体动作、声响、意象、词语的连续体上。而舞动提供了在不同层次上进行工作的可能性。

意象发自个人经验，被个体赋予独特意义。若以原型意象出现，又具有相当的普遍性。浮现出来的意象往往携带着意义。形成的意象将来访者的经验从简单动作转变到象征性的动作。象征性的动作表征情感内涵、思想和态度。这样象征性的表达既能达到相应的动作质感，而不至于失去跟内在的联结，同时还具有普遍性，很容易被理解或引起共鸣。这就将内在的情感由动作外化出来，将未知的、不确定的、不能通过理性言语表达的愿望、需求、恐惧通过节奏性、象征性的动作表达出来。形成意象促进了感觉状态和符号表征的连接，是行动变换到象征性沟通的方法。形成意象，发展意象，玩味探索，见其进化是舞动师的基本工作方式。舞动师由此可以帮助来访者加深情感觉察，探寻更深内在，协助来访者将动觉的体验转化到认知的觉察上。这个过程既富有疗愈性，又充满艺术性，是切斯技法的根基。

舞动形成意象的过程中，舞动师是催化剂。舞动捕捉动作行为，然后提问。这些提问塑造一个环境，使得参与者在其中有回忆和重新体验的可能性。每个人对一个意象的反应是不一样的，甚至是相反的。舞动师需要关注每一个人的回应。提问和思路须开放，莫让自己的回应和联想成为唯一正确的方式，封锁了他人的想象。

（一）发展意象

发展意象的第一步是澄清动作。动作是可观察到的行动。澄清动作有利于明确成员意欲何为，由此建立共有的现实状态，为此后的象征性沟通奠定基础。第二步是澄清象征性的动作。比如，拍手。形成的意象将感觉状态和符号表征连接起来，促进了从行动到象征性表达的转变。一旦这一象征性的行动被标注、确认，其他参与者可以选择调整自己，参与到这一意象中。

例如，在一个住院病人的团体上，一个成员问到邀请谁来参加派对。团体成员动作放缓而沉重。最后一个成员表示不知道谁会愿意来，孤独、被拒绝议题浮现出来，悲伤的情感也被看见。治疗师捕捉到此前的变得缓慢和沉重的动作，并夸张化，让其更缓慢、更沉重，由此开启了大家在这个议题上创伤性体验的分享。这是一个从身体动作（拍手），到社会背景下有目的性行动，到感受到孤独、被拒绝，到分享痛苦回忆经历的历程。由此可见，发展出团体共同的意象，相当于皮亚杰所指的想象性游戏，促进了团体共同情感主题的发展。

（二）标注情感

意象是个体以符号的形式，外化自己的各种想法、感觉和担忧。澄清、解码意象的过程，有助于确认和命名那些被无意识地、以非言语的方式表达出来的情感。体察和命名，会让这些感觉被承认到和被"拥有"。由此，又带来意象的相应变化。

意象带来一种心理距离，离个体情感较远。开始时的欢乐、好玩的氛围也是提供一种心理距离，也是对阻抗的镜像。同时，这也给整个团体创造出一个共享的现实，每个成员可以将自己私人的符号附着于这一共享的现实上。由此产生的凝聚力创造了一种更令人安全和可信任的气氛，令情感更容易被表达出来。比如，胯部动作可能激发参与者对身体的幻想。由此引出分享自己喜欢身体的什么部位、不喜欢身体的什么部位。再引出象征着"甩掉女性负担"的动作。再跟随着分别表达本人所背负的重担以及每个人所珍视的特质。

确认和命名意象所携带的感觉的过程，有可能由感受到刻板和固有的内涵（如榨葡萄、解决棘手的难题、击打垫子）发展到对个体来说特有的担忧、恐惧和愉悦。而能够将自身隐秘的个人情感向团体分享的过程和体验是闭塞个体迈出的重要一步。

（三）在意象上工作

舞动师引出、发展、保持住一个团体的意象很不容易，其协助来访者加深情感觉察，探寻更深内在。一旦团体发展出一个团体意象，治疗师就需要协助参与者持续发展这些意象，玩味探索，见其进化，并促进其发展，协助团体走到这一意象一定时限内的结点。

舞动师可以镜像个案的象征性动作，传递对个案的理解，并加入自己的自由联想，于是，他们将自己对团体的感知图像化，通过言语表达和成员进行新的象征性互动。在意象上进行工作的过程，意味着引出蕴含在这一意象上的更深情感和意义体验。这有时意味着与来访者一起，去除、结合、转化这些意象。例如，来访者表现过类似某种动物的动作时，那么治疗者如需帮助他发现有趣的特质时，就可以展示动物园的图片。各种动物丰富的动作可以表达出丰富的情感。

又如，团体发展出"在煮粥"的意象。在这个意象上进行工作，意味着团体成员可能各自开始选择不同的调料、配菜，开始搅拌、品尝。无论何种处理方式，都是甚有价值的信息，反映出该团体的成员们当下的能力水平和担忧。团体独立处理意象的程度，即是能自行工作于意象，还是需要治疗师的协助，也反映出团体成员的能力水平。

（四）后续发展

后续发展可以包括戏剧扮演。从团体共同的画面、意象可以发展到共同的故事线、共同的场景，参与者扮演场景中的不同角色。由此生成更具区分性的团体互动。这意味着意象的象征性意义更深化，动作特质和节奏随之改变，情绪感受和表达更深入，有可能浮现出新的意象。舞动师的作用在于在合适的时机提议一些结构，如果团体准备好了，就有可能进入高度分化的多样沟通。由此协助来访者尽可能深入体验自己的内心世界和内心生活的复杂性。一般而言，在舞动师的支持下，团体行动达到高潮。紧张过后是放松，激烈的动作幅度变小、变慢，动作要么发展出新意象，要么随之逐渐减弱。

五、切斯技法言语的使用

语言、符号、身体有一个自然发展和相辅相成的过程。在舞动的过程中也会有言语干预。言语反馈的部分促进潜意识素材的意识化，将体验和领悟提升到意识层面来。切斯技法中的言语使用见表4-1[①]。

表 4-1　切斯技法中的言语使用

言语使用的方式	使用频率和作用
说明：治疗师问到或给出一些信息	最常涉及的是行为和身体
指导语：治疗师指导团体成员去做或者不做什么	用得最多的是以赋予动作以结构；设立什么行为是可接受的界限
激励：治疗师鼓励团体成员参与、投入到团队过程中来，通过提出与言语互动、决策过程、动作参与、团队任务有关的问题	用得最多。用以支持互动和参与度
意象：治疗师象征性地评说团体行动的特质	较少使用。有利于促进动作体验
声响：治疗师重复团体成员发出的声响，并发出声音来支持动作	较少使用。有利于促进动作体验
名字：治疗师以名字来称呼病人	增加联结感促进融入
认可：治疗师表达接纳、认同和理解	促进共情，增进关系
观察：治疗师具体地描述总体的氛围，或个体、团体的行动（或者重复来访者的观察、意见、洞见）	强调个体的重要性，和看见参与者的能力
解释：治疗师提供对个体、团体行为可能的诠释	提供理解的维度

从促进舞动疗愈效果的角度分析，两类言语使用的类别：促进动作体验和协助个体的自我觉察和成长。切斯技法中主要的舞动目标与相应的言语使用方式如下。

（1）第一种方式

①舞动的目标：促进动作体验包括激发身体行动，个体的区分、识别和表

---

① 李微笑．舞动必修教学手册.1，舞动入门[M].北京：中国轻工业出版社，2018.

达感觉。

第一，促进识别身体部位，促进识别身体感受，与身体连接；由此纠正扭曲的身体意象，获得更现实的身体意象。

第二，提供行动或动作与动觉体验的连接，唤醒个体的动觉反馈；逐渐发展出对自我的体认。

第三，拓展动作库。

第四，促进自我同步性和团体同步性。

第五，激发和扩展情感运动反应。鼓励想起、识别某种感觉或行为，促进更进一步的体悟。

第六，生成与个体认知的关系，包括与自己，以及与他人的关系。

第七，促进语言形式的沟通的转化到，促进学习如何形成概念。

②言语使用的方式：

第一，节奏性发出的声响；

第二，以声音镜像来访者的动作模式；

第三，简单的说明，以描述动作、环境和／或者身体部位；

第四，音调声音的质感应捕捉和镜像动作的特质和情感的特质；

第五，发声和唱诵以发展前语言技巧，促进沟通和表达；

第六，联想；

第七，意象促进来访者将身体感受转化为意象和想法。

（2）第二种方式

①舞动的目标：澄清动作的情感和象征内容，赋予其意义，协助来访者解决他的困难并讨论其动作映射。

②言语使用的方式：提具体的问题，运用言语干预引导出伴随着动作的意象和词语，让本已在场的能够被看见。

（3）第三种方式

①舞动的目标：帮助来访者理解他们的动作行为、动机，理解与环境中具体事件、具体人的关系，促进将动作行为、动觉表达与个人经历、个人意义的链接。

②言语使用的方式：切斯倡导在动作过程中进行个人、团体表达和素材的

识别、整理。不寻求以言语的方式将表达的内容与个人生活的方方面面联系起来。

六、切斯技法的团体治疗

切斯技法更多用于团体治疗，过程包括暖身、主题发展和结束，但并不是每个体治疗都要经历这三个过程，根据团体的进程，有时全程都只停留在暖身阶段。

当所有人都进入团体后，切斯会对每个人表示欢迎，然后进行自我介绍。同时会关注整个团体的气氛、情绪的紧张程度及所有其他的信息，甚至也包括观察和感受团体缺少了什么，据此决定如何开始进入团体治疗。如果团体呈现出安静和压抑的氛围，就会选择轻柔的、慢节奏的音乐来镜像这个感觉。如果团体是喧闹和紧张的，会播放充满能量但节奏鲜明的音乐，为个体提供共同的焦点使彼此可以一致地互动。

在团体中常常会隐藏着多种情绪，因此，可以通过华尔兹节奏的音乐开始，华尔兹的节奏相对中性，不会触及强烈的情绪。切斯常快速地回应一个来访者，然后再到另一个来访者。在整个过程中所有动作都被认为是有效和有表现力的。在动作过程中，不仅仅局限于模仿所有来访者的动作，而是运用自己的身体姿态表达理解、接纳和认可。动作层面上的共情不是动作模仿，后者只是对表面动作的复制，缺少情感内容，这些情感内容包含在动态和精细的动作当中。

切斯常组织来访者以圆圈的形式开始。有些人会很快进入她组织的圆圈，有些人会观望，切斯允许他们以自己感觉合适的时间和方式进入团体的圆圈中。还有一些人从不进入圆圈，尽管他们只是坐在一旁，事实上也是在以自己的方式参与团体。切斯自己也在圆圈上，而不是站在圆圈的中间。在圆圈中每个人都能被看到也能看到其他人，感受到与团体成员在一起，感受到和空间的连接，身体的动作便从这里开始。

最初的舞动可以从简单、可重复性强的动作开始，让每个人的身体逐渐激活，并进入团体的节奏中。例如，团体成员轮流做不同身体部位的简单伸展动作，其他成员跟随；或者只是小组成员们跟随音乐做自由简单、当时想表达的动作。无论是哪种形式，治疗师通过镜像某个或某些当事人的身体动作，有时辅以语言再把这些动作带回团体，使每个成员的节奏被尊重。同时，又推动着整个团体随着不同的能量层次、紧张感、亲密度展开团体舞动。

比如在一个切斯团体刚刚开始暖身时，治疗师观察到一些成员的身体左右轻轻摇摆，于是治疗师也镜像这一动作并说"让身体轻轻摇摆"，这时团体进入到一个比较一致的节奏，随即有的成员又加入了较有力量的上下身体动作，这时治疗师可以把这一动作再带进团体舞动中，这样渐渐地团体舞动开始带着所有成员的状态开展起来。这时的治疗师像团体动作的传导者一样，发现动作与节奏，然后将它们回应给团体，团体在这样的推动下更加释放和放松地朝向内在发展。有时这个圆圈是很灵活的形式，成员在舞动中可能有暂时的离开，然后再回来。通过这样的暖身，当事人可以逐渐连接到自己的身体，并建立与团体和空间的信任感，使深入的团体探索成为可能。

主题发展阶段，治疗师继续看见和回应团体的舞动，但更加聚焦，并在动作与语言的回应中促进小组成员内在情绪的呈现，象征性的表达被更多地应用。例如，团体在舞动中，多个成员做出双臂上下移动的动作，有的轻盈、有的强力、有的流畅、有的滞涩，治疗师便做出这个动作，但是加强和扩大了动作的幅度。为了呈现和释放动作背后的含义，治疗师可以引导团体进入更多的动作，通过象征性的语言及主题表达，给来访者充分的空间去深入表达情感和动作背后的内涵，当动作隐含的意义和情感表达出来时，疗愈和新的可能性随之产生。主题发展过程中治疗师要能够敏锐地捕捉到团体成员的动作及情绪状态，不断将其拉回到主题中，促进团体主题的建构和发展，这是跟随团体节奏的过程，也有着丰富联想和创造的空间。有时，团体成员会呈现不同的主题，治疗师可以尝试从一个主题进入，如果发现团体对进入这个主题的动力不够，那么可以再切换主题。

例如，一个团体中呈现比较强力的双脚前后左右走动的动作，也有手臂在空中的画圆动作，治疗师在镜像并扩展这些动作后带入的象征性画面是对目标的探寻，但在过程中发现了更多在地面强力踩踏的动作，于是治疗师让团体想象自己的脚是鼓槌，在击打大地，然后再不断去观察新的动作发展特点。这个过程中治疗师允许自己跟随团体，而且能够提取团体的特征，推动团体的动作发展是非常重要的。

在舞动过程中，即便动作是主要的干预方式，意象、词语和声音的使用也能够促进疗愈。使用意象性动词能够激发动作的质量，例如，要一个来访者"快走"和"走在炙热的沙地上"引发的反应是不同的。治疗师应当鼓励来访者使用和发展与自己的生活、幻想相关的意象，并在团体中分享。在词语的使用上，提要求和有技巧的提问所带来的效果也是不同的。提问也可以把单一动作发展成具有象征性的行为。声音和语气可以增强动作和来访者与治疗师的连接，特别是不能用眼神接触的来访者。治疗师持续的声音可以支持到团体，尤其是当动作发展变得困难时。有时动作停下时可以用语言伴随动作，强调彼此的重点。治疗师也鼓励团体成员用语言和声音支持他们的动作，有时未必要有音乐，来访者可以用拍手、踩脚或自己唱歌等方式来创造节奏。

结束特别重要，活动涉及的议题都要被解决，来访者得以舒服地离开。这意味着每个成员都获得了有意义的转化，结束自然发生。在结束时切斯会让团体再次回到圆圈队列中，可以用动作或语言来表达收获和感受，手拉手、共同摇摆或者是来一个大的下沉动作后向圆圈一起将手高举中心等，让团体成员逐渐平复他们的表达并将注意力再次集中到团体。团体的简单、重复性动作滋养了所有成员的友情和幸福感。

切斯所创建的舞动方法充满了创造力，同时又以非常尊重的态度对来访者展开。相对于那些强调病理的治疗模式，更强调个体的发展动力以及个体健康的部分。通过对动作节奏的深刻洞见，创造了能够接触和点燃那些恐惧和疏离的人生命力量的方法。即使是在现在的心理治疗领域，越来越注重个体独特性、各种理论方法百花齐放的状态下，切斯创造的舞动依然充满着人性的关怀和独特魅力，在舞动领域取得的成就无法替代。

第五章　凯斯腾伯格动作侧写

在舞动的过程中，凯斯腾伯格动作轮廓体系是治疗师都会使用的诊断工具。本章围绕凯斯腾伯格动作的理论依据以及凯斯腾伯格动作轮廓体系展开论述。

第一节　凯斯腾伯格动作的理论依据

一、凯斯腾伯格动作节奏论

20 世纪 40 年代，在维也纳医学院学习的年轻学生朱迪思·凯斯腾伯格对神经损害影响认知和行为模式的课题产生了极大的兴趣。后来，她在美国成为儿童心理分析学家，进而转向如何通过身体更好地理解大脑的研究。在 20 世纪 50 年代初，有几种研究非语言行为的模式，凯斯腾伯格也着手创建自己的动作符号，但是研究中不得要领，直到她接触到鲁道夫·拉班和华伦·兰姆的理论和实践才有所突破。从 1953 年起，凯斯腾伯格以他们的理论为框架，开始对三个孩子进行纵向跟踪研究。她花了 20 年的时间，观察他们的动作模式，她看到其保持不变的运动品质和发展中的模式。后来，凯斯腾伯格组织成立了金沙角运动研究小组，进一步探索非言语行为在诊断和治疗中的角色和作用。凯斯腾伯格通过对婴儿、儿童和成人的观察，对舞动的临床和理论的发展做出了重要的贡献。[①]

1972 年，为了给自己提供一个研究基地来针对幼儿进行一些早期预防工作，金沙角运动研究小组在长岛儿童发展基金会的赞助下开设了一个家长与幼儿中心。这是一个类似学前教育的科目，由父亲和母亲参与，在发展的基调与和弦培训中陪伴自己的孩子（从出生到 4 岁）。在该中心，通过现场观察、播放电影和录像，研究人员对孩子和家长做周期运动的观测，依据观测结果，研究小组做了大量的凯斯腾伯格运动轮廓体系评估。这些评估为凯斯腾伯格动作轮廓体系提供了对成人和儿童的临床使用机会，并证明了凯斯腾伯格动作轮廓体系作为诊断工具的临床价值。

在幼儿肢体动作发展过程中，有尿道节奏发展和内生殖器节奏发展两个阶段的存在。这一结果放大了原有的弗洛伊德模式，并展示了所有儿童都具母性及父性的基础。凯斯腾伯格动作发展理论的主要贡献之一是，通过观察和总结，将 0 ~ 6 岁儿童的健康肢体动作成长节奏划分如下。

（1）吮吸节奏。这是口腔节奏，是婴儿吮奶、摇篮晃动的节奏。这个节奏的运动用于养育，可以舒缓婴儿的紧张，促进情绪调节。

（2）弹咬节奏。这是口腔节奏，是带进攻性的举动，采用该节奏的动作将有助于在这个阶段发展儿童适当的、必要的侵略性和进取性。

（3）拧扭节奏。这种节奏的动作表现是灵活性的，是用来促进富于表现性的、适应性的、全方位的动作。

（4）拉紧与释放节奏。这种节奏表现在推和拉的系列动作中，能够促进儿童的自我主张，增强目光对视的能力。

（5）奔跑与漂流节奏。以这种节奏做"跟随领导者"的运动，可以增加父母、照顾者和孩子之间的情感和弦。

（6）启动与停止节奏。以这种节奏做舞蹈设计，包括时间序列、控制、变化、向前和向后之间的动作，有利于治疗发育迟缓的儿童。

（7）摇曳节奏。摇曳节奏疏松、缓慢，活动量较少，该节奏的动作可以使孩子得以舒适和放松。

---

① 周宇 . 舞蹈治疗的回顾、现状与展望 [J]. 北京舞蹈学院学报，2016，（1）：80-84.

（8）涌动与分娩节奏。这种节奏表现于逐步动作的模式，易于表达说话时好奇的感情。

（9）跳跃节奏。以这种节奏编排高强度的舞蹈，可以帮助孩子在一个安全的环境里释放能量。

（10）喷射与冲压节奏。这是外生殖器节奏，该节奏的动作用来促进情感纽带与动作全方位的发展。

这个理论的重要意义在于，治疗师在观察分析患者的动作轮廓时，可以进行纵向的历史观察，即该患者是因为在童年肢体动作发展期某种动作节奏的缺陷或缺乏导致的心理和性格的缺陷和不足；反之，由心理营养的不足造成的动作节奏缺乏，从而可以该年龄段的经历入手，通过补充、加强某种动作节奏来弥补失去的童年阶段，再造肢体心理的养育经历。

二、凯斯腾伯格和弦论

凯斯腾伯格的另一个重要贡献是总结出促进儿童身心健康发展的关键方式，即和弦与调整，这是凯斯腾伯格贡献于舞动最闪光的理念。

（一）和弦

和弦是用于描绘父母和孩子通过躯体形式达到情感交流的过程与方式。治疗师、看护人或父母用情感的和弦与孩子沟通，就像调琴弦一样，在身心上与孩子合拍、音调和谐、频率和谐。通过和弦，孩子的物理和情感需求得到了满足。和弦是培养孩子同情心和情商的基础。学步期间，在正当的条件下，孩子感受的成熟发展为善良心和同情的能力。可见，在这个重要的成长阶段，看护人（如父母）与孩子的情感和弦至关重要。和弦动作建立在共享肌肉紧张的特质和造型流动调节的基础上，使用相似的呼吸模式和身体造型，非语言地向同感和信任齐步迈进。

（二）调整

调整是父母在和弦基础上给孩子的身心呼应、反馈、引导、发展。通过调整，建立可预测的和可靠的满足关系。治疗师、看护人或父母使用相应和重复的表情、姿态、动作来与孩子发生联系，并进一步用鼓励、激发、创新来达到与孩子更高层次的和弦调整是建立发展信任的基础，一名婴儿心理上的牢靠信任感需要亲近关系的滋养。有了这种亲近关系，孩子可继续向前探索和接受新的挑战。重要的是，使可靠的照顾者或父母得到孩子的信任，这样孩子会通过探索而向前，并扩大他们的成长范围，加速他们的发展速度。

第二节　凯斯腾伯格动作轮廓体系

凯斯腾伯格等人发现主导的动作模式与特定发展阶段和心理功能之间的联系，该体系成为把拉班动作分析体系发展到心理分析领域的唯一桥梁，凯斯腾伯格动作轮廓体系已成为学习舞动的必修课。

凯斯腾伯格动作轮廓体系是一个集成的系统，它连接了拉班的动作分析与对象关系理论和心理动力学理论，适合于所有人的诊断、治疗计划和运动心理干预，因为该体系对肢体动作记录的全面性、精准性，已成为治疗师临床评估诊断的首选工具。

凯斯腾伯格动作轮廓体系的评估揭示了人潜在的领域及其相互之间的微妙关联，了解凯斯腾伯格动作轮廓体系框架可以帮助治疗师更好地认识到个体的动作语汇及其优点和局限性。凯斯腾伯格动作轮廓体系分析可探索出作为一个孩子与其父母的承续范畴，以及他们之间的相容性和对抗性。使用凯斯腾伯格动作轮廓体系观测，可以确定一个孩子是否已经达到了应有的、健康的年龄发展水平。

使用以发展格局为主线的治疗性运动，可以使那些因为缺乏按时间顺序定义年龄发展阶段的特定运动模式，使得身心发育迟缓的孩子得到动作语汇的重新建造。舞动在引导支持孩子的运动探索和发展中，经常运用凯斯腾伯格动作轮廓体系的具体内容，来解决身心成长特定阶段的障碍问题。

凯斯腾伯格动作轮廓体系的双系统凯斯腾伯格动作轮廓体系包括以下两个系统。

一、从个人动作发展纵观的角度做观察诊断

从个人动作发展纵观的角度做观察诊断系统包括以下方面。

第一，张力流动节奏。内含五个发展阶段的十个动作节奏，观察个人发展成熟经过的阶段是否有停滞或缺陷。

第二，张力流动特征。内含流动的适应性、平和性、紧张度、突然性或逐渐性。观察个人从婴儿到成人的性情特征，这种特性往往是持续性的。

第三，前内驱力。这是凯斯腾伯格对拉班内驱力概念的发展，儿童在完成动作内驱力之前先有预备内驱力的动作意向。预备内驱力表现为个人的防御、了解和发现的模式：个人动作空间意向的灵活性、沟通性；力度意向的轻柔性或激烈性；时间意向的犹豫性和突发性。

第四，内驱力。通过完成内驱力动作，观察有无空间使用的方向性习惯、有无力度使用的轻或重习惯，以及时间使用上的加速或减速习惯。观察完成的内驱力动作是评估个人对付外界特征及度量其成熟性的体现。

二、从横向全面观察诊断个人的形塑动作特征

从横向全面观察诊断个人的形塑动作特征，这是在第一系统基础评估个人动作的安全性、稳定性，及其包容结构。这个系统也包括以下方面。

第一，双向形塑流。双向形塑流的内涵是观察个人形塑流动趋势，是拓宽、延长、凸涨还是收窄、缩短、凹陷。这表现的是个人动作的对称性、平衡性，往往用于内心表达。

第二，单向形塑流。形塑动作流向一个极端，譬如，向上/下延长或缩短；向前/后凸涨或凹陷。这表现的是不对称性，可观察个人对外界刺激的反应，刺激因素包括人、物、形象和声响。

第三，塑形的方向。治疗师通过观察病人的动作过程，判断其是身体两侧进行还是穿过躯干的、是向上还是向下的、是向前还是向后的。塑形方向的使用习惯反映一个人内心的目的性和协调性。

第四，塑形的平面。凯斯腾伯格在拉班动作分析体系的三位空间基础上增加了强调每个平面的走向和趋势，判断出使用水平面时是扩展还是关闭；使用垂直面时是上升还是下降；在使用纵深面时是前冲还是撤退。塑形的平面往往表现个人的心理自信程度。

第六章　真实动作

真实动作是一种向内在聚焦的动作冥想，是个体以身体的自由联想方式与其潜意识进行的对话，是一种用于彰显生命中内在秩序、疗愈与成长的修炼方式，也是一条基于荣格理论的自我探索之路。本章重点论述真实动作的基础内容，并对真实动作进行具体分析。

第一节　真实动作简述

一、真实动作的认知

真实动作的外在形式很简单：一个人（动作者）在另一个人（见证人）临在的状况下跟随内在冲动和意象而动作。真实动作的基本形式有"一对一"，即一个动作者与一个见证人，这是最常用的基本形式。还有"一对二"：一个见证者和两个动作者；"二对一"：两个见证人和一个动作者；"一对多"：一个见证人（舞动师）与多个动作者；以及"多对多"：多个见证人与多个动作者等。动作体验的核心是对动和被"动"的感知。在理想状态下，动和被"动"在同一刻发生，这需要动作者有充分的身体觉察，感受到自己的身体动作称为动觉。如果个体的动觉很少被发展和使用，身体表达就会与头脑脱节，受到扭曲和隔离，继而引起种种身心疾病。而当一个人与自己的意象产生真正的联结时，所浮现的动作是"真实的"，那是属于动作者的动作，是尚未被了解但即将被揭示的真相。

在生命的早期，当人们还是婴儿时，动作便是语言。肺开始扩张，于是人们发出第一声啼哭。然而，随着年龄的增长，人们开始学习应该如何动，心智和身体都被加上一层层框架，动作被分离。身体不再具有表达性，因此也失去了创造性。情感被积压在身体里，变成张力、疼痛、病症。人们通常缺少对自己的身体和动作的觉察，尽管某些言语一直都在人们的身体和动作中被无声地传递出来，表达着也影响着人们的性格，以何种方式存在于这个世界上。

如果要让出于内在直觉的动作得以表达，就需要回到"不动"的状态（而"不动"也是一种"动"）去倾听和跟随。这需要动作者能够进入自己的深层内在世界。当动作者向内关注并聆听自己的身体时，便可以跟随身体进入到一种自然的状态；通过动作探索自己意识中尚不知晓的领域，在一个自发展开的内在动作和感受的流动中，等待潜意识中的信息通过体验的感受进入到意识和觉知中。在这样的动作过程中，有时也会浮现出意象、画面、过往生活的记忆。通过这样的持续探索，动作者也能越来越深刻而真实地与自己的身体联结，与身体中所压抑的情感、记忆、冲动、渴望、自发性与创造性联结，从而成为一个越来越清醒而自由的人。"真实动作"体现了舞动的核心原则：寻找自身即兴的动作，对内在的关注，与自我潜意识的未知领域去连接与融合，逐步走向真实的自我。

真实动作深受即兴舞蹈和荣格的分析心理学的影响。当意识与潜意识对话，潜意识丰富了意识，意识又照亮了潜意识。这两个对立面的融合增强了认识，扩展和整合了人格。身体动作的即兴表达反映了潜意识的过程。因此，真实动作可以促进意识与潜意识的对话。

积极想象力：促进潜意识的意识化。身体说故事，动作显内心。身体、动作上的积极想象力，就是在自发性动作的创造性过程中，让个体的潜意识素材直接呈现。

动觉知觉：个人内在对身体自我的感觉。使用身体和感知身体是两回事。身体是对发生的一切有个体反应的本体。对运动知觉的意识是意识自己以一种特定方式移动是怎样的感觉。运动知觉是个体进行主观联结的能力。人的动觉、知觉可被唤醒、开发和鼓励。

对立性：对立面存在于生命生活的所有方面。世界的黑白、日夜；生命中的男女、起落；情绪的喜怒、哀乐；身体的左右、放松紧张、扩展收缩；动作的升沉、开合、轻重；心灵的意识潜意识……无不是相对存在，对立统一的。探索对立统一，有助于开拓可能性、感受完整。

二、真实动作的核心

（一）向内聚焦的自我倾听能力

单纯的向内自我注意和聚焦，是一种自我觉知能力，专注而不带任何评判；不断地追踪自己持续变化的身体、情感、思想流动，这种能力在真实动作的历程中尤为重要。

向内聚焦的专注，是作为动作者在真实动作训练中必须要经历的训练，或许对于一些人来说是一种磨炼。在动作中尽量停留在当下，观照自己的动作，并能注意到随动作流转而带来的越来越多的身体变化及内在感受。做到这些，对动作者来说，尤其是初学者而言，非常富有挑战性。在这个过程中，动作者的内在见证人与动作中的自己发展出相应的对话关系，即"看到自己在动和如何动"。动作者观看自己的"动"，并且注意自我内在经验与什么动作相关联。

当人们在做动作时，身体的五官及本体感觉和意识、潜意识均被打开，各种感官在体验着不同感受，这些感受因专注和聚焦而被一一觉知。

在真实动作练习中、动作者能否向内聚焦自身的身体经验，倾听、感受身体的冲动与指引，让身体内部的冲动直接引发动作，这些成为是否是真实动作的分界线。由大脑指导做出来的动作无论多么好看，优雅和美观，多么正确、精致，都跟真实动作没有一点关系。因为真实动作和美丑无关，和对错无关，也和应该如何做不应该如何做无关；它只与内在的冲动有关，是身体冲动直接引发的动作，而这些动作不经过大脑的思考。当这些冲动发生时，动作者的觉察和看见，才会让动作有机会自然呈现。有准备的倾听与聚焦，才能够帮助人们敏感地捕捉到这些冲动信息，让冲动外显；同时也不会被自己的动作所困扰。所以动作不会凭空送到动作者的手里，向内的聚焦、倾听的能力就成为真实动作的关键与核心。

身体是情感记忆的硬盘，里面记载了人们出生以来所经历过的所有情感经验，各种创伤和痛苦也同样深埋在其中；真实动作时，这些经验可能会被唤醒，向内聚焦和倾听的能力，能让动作者与这些被唤醒的情感与痛苦保持适当的距离，只是聚焦、倾听，而不再成为痛苦与创伤的体验本身，感受到强烈的情感而不被情感所淹没。

（二）动作者与见证人的关系

真实动作包含动作者和见证人（见证人包括外在见证人和内在见证人）。二者之间的关系，是推动动作者和见证人内在发展的核心，这一关系的基础是安全与信任。

动作者信任见证人提供的安全与容纳，信任见证人在此时此刻能看见自己，信任见证人对自己所有发生的接纳与支持，也信任自己身体的智慧，信任未知的发生，无论发生什么，动作者都可以、能够敞开自己去迎接、去呈现。当动作者准备好去深入的探索了解自己、更多的愿意接纳和爱自己，开放自己内在不为自己与他人所知的一面的时候，就将自己完全的放开在见证人的面前。

见证人相信动作者身体的智慧，相信动作者对自身的觉察、倾听能力，相信动作者对自己当下发生有所觉察的临在能力。同时见证人还相信自己对动作者的看见与对自身的倾听。当动作者将自己毫无保留地呈现在见证人面前时，见证人的看见与信任，为动作者在内在探索与倾听提供了极大的动力与支持，使得动作者对自己内在的探索也愈加开放与勇敢，这些都会在动作层面得到呈现和反应。动作者的积极响应也让见证人愈加信任与开放自己的内在经验，给予动作者更深的信任与支持，这些会再度反射到动作者那里，使这一对应的内在互动形成一个美妙的良性循环，支持探索和内在关系的深度发展。

依恋理论认为人类自我的最初感受源自身体体验，而这些体验的性质主要由生命早期依恋关系的品质所决定。因为在生命早期的成长过程中，人们总会因这样或那样的原因而被照看的不够好，没有被充分地看见，或者是在过往的被照看经验中，没有得到足够的爱、支持与接纳。所以即使到了成年之后，那种渴望被他人看到与关注的情愫仍旧存在。这是作为人的需要，也是自我认同的需要。

虽然，动作者是发自内心的渴望被他的外在见证人所看见，但也会因为被见证人看见自己的某些个人特质而感到害怕，担心见证人是否能够无条件地接纳自己。同时，选择被见证人看见，也就相应地选择了必须承受见证人可能看不见自己，而再次体验不被看见的风险。这种在合适的情境、恰当时机的冒险是必需的，是成长过程中难得的再学习的情感修复机会。因为在人类的自我发展过程中，唯有体验到被另一个人"看见"时，一个人才能真正学会看见自己。

在某些瞬间或时刻，见证人或许会因为自身的某些记忆经验因动作者的动作被唤起，而丢失了对动作者的见证，进入到自己思绪或情感体验的追踪中，而暂时看不到动作者，不能给到动作者此刻需要的关注与见证。动作者可能也会在这些时刻感受到不被看见或者被误解，而带来对自身内在探索的撤离，或者激活动作者自身过往的未被看见的经验，体验到那个未被看见时的痛苦。动作者的这些感受，也会在见证人的内在引发相应的具身性反应；当见证人觉知主动去觉察、验证自己的内在经验，再次调整自己见证的状态回到自己的见证职责时，经过见证人验证、区分后的经验会被动作者再次感受到，重新体会到被看见的感受。刚刚经历的受挫、修通经验，则成为动作者修通自己情感体验的学习机会，并可能把这个经验用于自身虽然有痛苦但能够自我抱持而坚持自我的觉察、见证中。

三、真实动作的发展

对动作者和见证人关系的理解，丰富了怀特豪斯主要聚焦于动作者体验的真实动作和实践。"见证人"这个称谓也是阿德勒提出的，之前这个角色被称作"观察者""教师"等。动作者动或者不动，完全遵循于当下的内在驱力和冲动。见证人并不是在"观看"动作者而是在见证和倾听，将自己的存在带入动作空间，成为动作者体验的一部分。随着体验的深入，动作者的动作也会在某一刻唤醒见证人的内在历程，同样经历各种意象、回忆、动觉感受等。于是见证人的在场也会发生某种微妙的变化，进而对动作者和见证人关系产生某种影响。动作者是见证人内在经验的主要刺激扰动因素，而见证人的内在观照能力及临在状态，又直接影响到动作者内在的安全、开放与探索经验。动作者和见证人之间相依相存的珍贵关系，是真实动作练习的基础形式。

同时，真实动作这一工作也从个人层面拓展到超个人层面，这也与荣格对集体意识/潜意识的论述形成对照。集体潜意识是"原初"，所有个体潜意识都从集体潜意识中演化而来。形成自我意识的那一刻，也是与整体相分离、失去归属的一刻。人们有了对自我的感受，同时也有了无法消解的分离感。而真实动作提供了一种方式，帮助人们通过身体与见证人联结，进而与集体意识连接，重新成为人类整体的一员。无论是动作者还是见证人，都有可能从自身的动作和见证的画面中感到某种更大的存在，人类的存在，似乎进入到某个神圣空间之中。

个体的身体是细胞的集合，而当不同的个体在同一个场域中动作时，也与超越个体的力量相联结。这一概念反映在真实动作的形式中，一种方式体现为多个动作者在多个见证人围成的圆圈中心动作，形成集体的身体体验；而另一种呈现则反映在真实动作与荣格深层心理学的内在关系上。

真实动作中，在外部见证人的见证下，动作者闭上眼睛，带着一种向内的关注去倾听自己的身体，发展出一个逐渐展开的、积极主动的自然状态。当个体真正地与自己在一起，潜意识的材料会通过身体体验中的感受进入到意识和知觉。

动作者（经由动作体现的积极想象）+ 见证人 = 真实动作。动作者通过动作影响着自己，见证人被动作影响，其态度又再度影响舞动者。真实动作体现了舞动的核心原则之一：寻找自身自发的、即兴的动作。真实动作带领人们到身体引导的地方：回到人们的过去、冲突、欢乐、恐惧、欲望，以及一些与集体活动有关的主题。

在真实动作中人们常常会遭遇自己的阴影面。阴影现象是所有人们不想要或感知不到的方面，但却投射在社会的其他方面。这些阴影中蕴含着创造性的源泉，并有可能"点石成金"。真实动作由此促进个体的创造性连接。

真实动作适合有稳定自我感的人。需要能分清想象和现实，知道自己进入了与潜意识的对话、与阴影的交流。真实动作特别适合期望重新赢得身体感觉的人。个体在发展过程中，有可能遭遇意识发展的中断，比如当父母经常性地阻断儿童对世界的探索时。这样的儿童需要在日后再次学习相信身体、相信过程、相信推动力，以及学习与内在相连接。

并不是每一次真实动作体验都指向领悟。重要的是相信身体，倾听身体，等待动作的表达、意义的彰显。有时候，某个动作不断地重复，表明了来访者与这个特定主题的独特关系。要相信身体，知道什么时候去整合这个主题。也许同样的动作在另外的时间另一个场合下出现，呈现出其象征意义。也不是每个动作都是象征性的，都蕴含深意，有些动作可能与某些个体经历有关，有些则无关。

真实动作最初并不作为治疗手段，而是作为自我探索的方式。舞动师高度相信人的自身潜能和内在成长的力量。这被称为"个人成长"。这一概念强调了动作者要对自身的成长负责。动作者是自身安全的第一责任人。见证人则要区分开真正的危险与无害的情景，既要避免动作者受伤，也要避免过于保护。

第二节　真实动作分析

一、真实动作的形式

（一）基本形式

在舞动中使用真实动作的方法，舞动师是见证人，来访者做动作者。当然，一些形式下还可以有其他的参与者。真实动作的形式如下。

（1）1个见证人，1个动作者（基本形式，如同母子关系）。

（2）1个见证人，2个动作者。

（3）2个见证人，1个动作者（家庭关系——母亲/父亲/孩子关系）。

（4）1个见证人，1个动作者团体。

（5）多个见证人，动作者团体围成圈，轮流进入圈内进行真实动作。

最常用到的基本形式即一个来访者或一个小组，舞动师作为见证人，见证一个来访者或整个小组。为了内在的一切释放都成为可能，外在的形式需要严格约定，以提供必要的保护。短暂的热身后，参与者闭上眼睛，以避免外界干扰，找到自身内在动作、韵律、声音。为支持内在动作，不播放任何音乐，因为这也构成外界影响，重要的是"踏着内心的鼓点舞蹈"。只有当动作特别迅急而激烈时才睁开眼睛，以免伤到自己及他人。如果觉得难以承接更多，每个人都可以在任何时候退到墙边，可以闭上双眼。

一次练习可以通过一次钵声开始及结束。练习开始时舞动师提出的关于即兴动作的任何想法，动作者可以自由取舍。因为那些提议仅仅是想让参与者更快地进入和适应这种不同寻常的身体探索方式。

真实动作练习的持续时间有长有短。一般而言，刚开始接触这种方式，可以只舞动 5 ~ 10 分钟。慢慢地，适应这种方式后，可持续 30 ~ 45 分钟，甚至更长。每次练习可与其他活动区分开，不应中断。这个过程中，动作、媒介或者地点很重要。要让动作者知道见证人的位置，这样她在需要时可以迅速找到见证人，或随时离开见证人。

如果练习过程中产生了接触，见证人可以试着忽视动作发出者（动作者），而去体察自己的感觉，并对感官的体验和自己的故事讲述保持开放心态。练习结束后，有 10 分钟或者更长的静默整理时间。每次练习结束后都有一个形式自由的分享环节。舞动师不提出任何问题，不采访，而是让大家自由决定，想跟小组和舞动师说的话。

分享环节，每个人都可以充分自由地表达，对他来说什么是重要的，亦不进行反馈。到了反馈环节，参与者应尝试着，不要直接谈论与自己在练习中接触的人。

寻找即兴而真实的内在推动力的过程是艰难的。因此许多人最初的体验可能是做了他们应该做的、让舞动师满意的动作。实际上，让动作者能感知到动觉，则大多通过一种已改变了的语言显示出来。

见证人之所以叫见证人，是因为他们并不是观察者，而是非常主动地自如地去体察舞动者与自身发生的感觉与变化。她必须全身心投入才能洞见她所看到的有关身体的、心灵的和情绪的一切。同时，她也重视自身的心理意象、连接、身体感觉，等等。所见的一切都不做评价或诠释，过程中也不要强求。

（二）圆圈舞形式

圆圈舞这一形式指的是整个团体和舞动师围成圆圈舞动。每个人，除舞动师外，既是舞动者，又有见证者。只有一个规则，就是见证者的人数至少是团队总人数的 1/4。

当一个人有了舞动的冲动，就可以进入圆圈成为动作者。当她觉得"足够了、完成了"，她也可以离开圆圈，重新成为见证人。这个形式中，一般来说，见证人们可以同时见证所有舞动者，当然也可以一个见证人在某一个时间段里只关注一个舞动者。见证人围成的圈对所有人以及当中所发生的一切来说如同"容器"。跟真实动作基本形式一样，圆圈舞也通过钵声开始及结束，并在接下来的分享环节中大家重新坐到一个圈里。

二、真实动作的设置

在真实动作的具体练习中，一般包含四个部分，以铃声作为时间的分界点。这四个部分并不是一定同时都有，时间也不总是固定不变的。团体的带领者需要根据团体当下情况灵活的进行调整。[①]

（一）真实动作的时间设置

热身时间：5 分钟。

真实动作探索：5 分钟到 40 分钟；初学者可以设置相对短的时间，有经验者可以设置长一些的时间。

静默时间：5 分钟到 15 分钟。

分享时间：5 分钟到 15 分钟。

第一部分：热身。在每次真实动作中不一定使用，带领者可根据团体状态决定。带领者（舞动师）可以给出一个热身的主题或者某一首适合动作者过渡到内在世界的音乐等方式。这是一个方便动作者进入探索的建议或想法。动作者根据主题或音乐，觉察自己内心想怎样表达，对于带领者的建议可以接受，也可以不接受，完全听从自己内心的声音去跟随自己。

第二部分：真实动作探索。时间长短根据练习者的状态和目的而定。不使用音乐，当然也可以不给予任何指导、允许来访者以自己的方式进入内在。是为了让动作者更好地倾听自己的内心，降低外界干扰。

第三部分：静默时间。这是一个动作者和见证人共享的时间，也是一个沉淀和过渡的时间。静默是为了让内在浮现出的素材继续沉淀并使之意识化。如果这个时候说话，或者做别的事情，就会阻断刚刚发生的潜意识资讯的清晰化。

---

① 范妤婧，高娟敏 . 舞蹈动作治疗法研究进展综述 [J]. 南京艺术学院学报（音乐与表演版），2018，（4）：107–110.

动作者和见证人各自回到自己的内在,动作者会用文字、绘画、艺术媒材等方式,来沉淀和处理自己内在过程中的经验,将该经验意识化并整理;或者只是静默和自己待着、见证者也是如此。这个时间,需要保持禁语。

第四部分:分享。真实动作中的语言分享,形象化、具体化、概念化了动作者和见证人的经验历程,是对潜意识内容意识化的整合,也是对自己内在感觉进行提取与符号化的再整合与归纳,期间会发现一些在前期动作经验中(包括书写、绘画过程)可能没有意识到的部分。

分享的原则如下:

第一,动作者优先分享,并决定分享的内容和方式,也可以选择不分享,此时见证者只需去尊重和陪伴动作者。

第二,动作者分享时,见证人用心倾听对方的描述,提供一个足够慈悲、纯净的空间,帮助对方找到内在的真实;同时感受自己内心的共鸣。

第三,分享过程,双方不提任何问题,只是去倾听彼此。

(二)真实动作铃声、目光接触与艺术媒材

1. 铃声

铃声是真实动作开始、进行过程和结束的信号。动作者和见证人准备到位的情况下,带领者或见证人敲响第一声铃。

第一声铃响:动作者准备开始自己的动作探索,同时与自己的见证人做目光接触。目光接触的目的,是动作者和见证人告诉彼此"我已准备好",也可以强化加深体会到见证者的在场以及动作者被见证的感觉。

第二声铃声:动作者闭上眼睛,开始倾听内心的声音,探索自己。

第三次铃声:真实动作探索结束与静默时间开始的信号。动作者听到第三声铃响,要把自己的思绪和意识从内在慢慢地带回到外在客观现实中。睁开眼睛,和自己的见证人做眼神的接触,让见证人了解自己回到了现实当下的意识状态,同时也解除见证人的责任。

第四次铃声:静默时间结束及分享开始的信号。听到铃声,动作者和见证人结束自己的书写或绘画等过程,开始语言分享。

第五次铃声:分享结束的信号,也是整个真实动作练习结束的信号。

动作者和见证人目光接触:动作者在开始和结束时都要主动和见证人进行

目光接触。

2. 目光接触

目光接触。开始时的目光接触，表示动作者要开始做真实动作的探索了，也是告诉见证人需要履行见证职责了。结束时的目光接触，代表了动作者已经结束了自己的真实动作探索，并且从意识上回到了当下，同时也是对见证人责任的解除。结束的铃声响起，只要动作者没有睁开眼睛和见证人做目光接触，见证人的责任就不能解除。所以动作者在听到铃声后，如果不是特殊情况，都要及时地结束自己的动作，让自己回到现实中与见证人作目光接触，以便给见证人自由，让见证人有时间去处理自己在见证过程中的内在。

3. 艺术媒材

动作者或见证人，在经历完动作或见证之后，可能会有一些自己不能用言语清晰表达的感受。选择使用艺术媒材表达感受，是一个帮助自己内在沉淀和整理的过程。静默时间里，动作者和见证人可以选择使用艺术媒材，将自己内在的发生、感受、意象、回忆等表达出来，通过使用艺术媒材帮助真实动作的过程进一步沉淀与具象化。艺术媒材不是一定要使用，个人可因自己的感觉和需要而选择。

（三）真实动作的应用限制

（1）只能适用于有足够自知力的正常人群。罹患有精神分裂症、边缘性人格障碍等各种临床疾病的人，不能做真实动作。

（2）适用于治疗师或有需要的人群进行个人成长。也可以帮助开发个人的潜能，提升自己的内在觉察力和发展内在见证人，是治疗师训练自己的有效途径，帮助治疗师提升觉察和疗愈能力。

（3）独自一个人不可以做真实动作，没有经过真实动作训练的人不能做见证人。

三、真实动作内容简析

一般而言，"真实动作"可以按照以下内容呈现出来，见表6-1①。

---

① 李微笑.舞动治疗必修教学手册1舞动治疗入门[M].北京：中国轻工业出版社，2018.

表 6-1　真实动作内容简析

理论基础	荣格；积极想象力；转换、改变
动作方式	"深度的动作"；"真实动作"
团体方式	启动集体无意识；伙伴／围成圈的见证
适用人群	普通人、社会功能健全的来访者
内在过程	积极想象力；启动个人记忆，无意识变成意识
治疗关系	见证；建立信任；未知
言语表达	深度加工与思考；与自身过往相关
技术	退行、回归；从内在感知；积极想象力；无音乐
治疗目标	统整无意识的部分；转换、改变；调动自我疗育的力量

（1）从积极的行为层面到接收性的知觉层面。

（2）关注和聚焦身体感知和动作知觉。

（3）过滤出躯体感觉，如僵、堵、紧。

（4）以别的方式转化躯体或动作的感觉：图像化，退行的、过往动作活动的回忆。

（5）通过言语反馈，出现解决方案和将体验提升到意识层面。

第七章　儿童舞动

儿童舞动揭示了儿童是如何以身体或身体动作作为媒介来进行自我表达或对周围世界的经验进行表达的过程。本章内容包括儿童动作的发展分析、儿童早期发展与干预、儿童舞动的治疗教育方案以及儿童舞动的临床实践。

第一节　儿童动作的发展分析

一、儿童生理发展的特征

（一）生长发育的变化

3～6 岁的儿童发育迅速，但略逊于婴幼期。大约到 3 岁时，儿童开始摆脱婴儿肥，呈现出苗条、健硕的外形。随着腹肌的发育，学步期儿童圆肚子上的肌肉更加结实。躯干、手臂和腿开始变长。虽然头仍然相对较大，但身体其他部位逐渐接近成人的比例。

三岁年龄段的男孩更高些、更重些、肌肉也更结实些，而女儿童的脂肪组织更多些。在儿童早期，身高每年增加 5～7.5 厘米，体重每年增加约 1.7～2.8 千克。截至发育高峰期，与女孩相比，男孩的身高和体重增加稍微快些。

随着肌肉和骨骼的发育，儿童变得更强壮。软骨组织以更快的速度转化为骨骼，骨骼变得更坚固，使儿童拥有更坚实的外形，从而有利于保护内脏。这些身体上的变化，再加上逐渐成熟的大脑和神经系统，共同促进了各种动作技能的发展。随着呼吸系统和循环系统的发展，儿童的身体耐力和免疫系统得到提高，从而使儿童更健康。①

（二）营养方面的特征

1. 营养过高引起的肥胖

过度肥胖（有时称为超重）已经成为学龄前儿童面临的一个难题。虽然肥胖具有遗传倾向，但环境因素更为重要。过多摄入热量和缺乏锻炼会导致肥胖。随着发育变缓，学龄前儿童维持同样的体重所需的热量比以前要少。

学龄前期儿童的饮食模式更易受环境影响。面对摆在面前的一大份食物，3 岁儿童只要吃饱就不吃了，而 5 岁儿童会吃的更多。因此，预防肥胖的有效方法就是确保给学龄前儿童提供适量的食物，不要劝他们把盘中的食物全部吃完。

儿童吃什么和吃多少同样重要。为避免肥胖和预防心脏病，儿童所需热量只有 30% 来自脂肪，在来自脂肪的热量中饱和脂肪能提供的不超过 1/3。饮食中应包括瘦肉和奶制品，以便提供蛋白质、铁和钙。牛奶和其他奶制品应该是脱脂或低脂的，中等低脂食谱对儿童的身高、体重或神经发育不存在负面影响。如果出现体重过重的迹象，早期干预非常重要。一旦延误，干预的长期效果就变得非常有限，这将导致健康问题。童年早期是治疗肥胖的最佳时机，这一时期儿童的食谱仍然受父母影响或控制。对幼儿园和一年级的儿童来说，每周增加一个小时的体育运动时间，能将该年龄段肥胖女孩的数量减少一半。

2. 营养过低导致营养不良

由于营养不良的儿童通常生活在极度贫困的环境中，因此，营养不良的特定影响很难被分离出来。但总的来说，所有这些匮乏不仅对儿童的身体发育和健康有消极影响，而且对他们的认知和心理社会的发展也有负面影响。缺乏充足食物家庭的儿童更可能出现的问题：算术测验得分较低、留级、经常进行心理咨询，并且和其他儿童相处困难。此外，营养不良对儿童认知发展的影响是

---

① ［美］苏济·托尔托拉著；廖彬彬译. 动作的沟通力量与孩子的舞动对话 [M]. 厦门：厦门大学出版社，2018.

长期的。在3岁时营养不良的儿童，其11岁时的语言能力、空间能力、阅读技能、学习能力和神经心理行为均落后于同龄人。一旦改善了食谱，营养不良对发育的负面影响就会得到极大改善，但最有效的治疗不仅限于生理方面，早期教育能抵消营养不良的负面影响。

（三）口腔健康特征

儿童3岁时，乳牙就长齐了，大约6岁时，恒牙开始出现。父母可以放心地忽略4岁以下儿童吮吸拇指这种普遍的习惯。如果儿童在4岁前能停止吮吸拇指或手指，儿童的恒牙发育则不会受影响。

自从20世纪70年代以来，氟的使用和牙齿护理的发展极大地降低了龋齿的发生率。与其他儿童相比，处境不利的儿童有更多的未经处理的牙洞。儿童早期的龋齿主要是由于过量食用甜牛奶和果汁以及缺乏规律的牙齿护理造成的。例如长期饮用普通（无营养）汽水、饮料和100%纯果汁，增加了儿童患龋齿的风险。

二、儿童记忆的发展

童年早期，儿童的注意、信息加工速度和效率都有了提高，而且他们开始形成长时记忆。但年幼儿童的记忆力不如年龄大一些的儿童。一方面是因为，年幼儿童关注事件的细节（容易遗忘），而年长儿童和成人一样，通常关注事件的要点。另外，年幼儿童缺乏关于世界的知识，不能注意到情境中的重要特征，例如发生的时间和地点，而这些都有助于唤起记忆。

（一）记忆基本加工过程和容量

信息加工理论家把记忆看成包括编码、存储和提取三个阶段或过程的文件编排保存系统。编码类似于把信息放入记忆中的文件夹里，把信息"编码"或贴上"标签"以便在需要时更容易找到。编码事件时要把信息及发生的背景结合起来。存储是指把文件夹放到文件柜里。当需要信息时，提取就发生了，然后，儿童搜索相应的文件并取出来。这些加工过程中遇到的任何困难都能干扰记忆效率。

虽然记忆系统的效率存在个体差异，但大脑存储信息的方式具有普遍性。信息加工模型把大脑看作包含感觉记忆、工作记忆和长时记忆三个"存储器"。

感觉记忆是指来自感觉信息的暂时"存储器"。从儿童期开始,感觉记忆几乎就没有什么变化。如果信息没有得到进一步加工(编码),感觉记忆很快就消失了。被编码或提取出来的信息保存在工作记忆中。工作记忆是个体积极加工信息(试图理解、记忆和思考)的短时"存储器"。脑成像研究发现,部分工作记忆位于前额叶皮层,即额头正后方大脑额叶的大部分区域。该脑区比其他脑区发展得更晚。工作记忆的容量影响其效率。工作记忆容量(儿童能回忆出来的数字串)随着年龄的增长而快速增加。工作记忆的发展也促进了中央执行功能的发展。中央执行功能是指计划和实施一些有目标定向的心理活动。儿童早期中央执行功能的发展表现在儿童问题解决的过程和使用复杂的规则中。

根据一个被广泛采用的模型,中央执行控制着工作记忆的加工过程。中央执行到 8 ~ 10 岁才发展成熟,它能将被编码的信息转移到长时记忆中。长时记忆是一个拥有无限容量且能长久保存信息的"存储器"。中央执行把信息从长时记忆中提取出来进一步加工。在执行其他任务时,中央执行能通过把信息转移到两个独立的辅助系统中,以暂时扩大工作记忆的容量,其中一个辅助系统保存言语信息,另一个辅助系统负责保存视觉 / 空间图像。

(二)再认与回忆

再认和回忆是提取的两种类型。再认是指能认出以前见过的事物的能力。回忆是指从记忆里复制知识的能力。和其他年龄组一样,学龄前儿童的再认能力好于回忆,但这两种能力都随着年龄的增长而提高,儿童对某个项目越熟悉,他们回忆得越好。

年幼儿童通常不能使用记忆策略,除非提醒他们,否则他们也不会使用已经知道的策略。这种不能产生有效策略的现象反映了儿童不能意识到策略的有效性。年长儿童往往在自发使用记忆策略方面更有效。因为年幼儿童仍然不具有关于面孔的足够经验,所以他们的面孔识别能力不如年长儿童和成人。但四五岁的儿童能像成人一样,从整体上加工面孔识别的信息。当鼻子与脸一起呈现而非单独呈现时,年幼儿童和成人都能更容易区分两个鼻子中的哪一个是属于熟悉面孔的。

（三）儿童记忆的形成

儿童对早期经验的记忆很少经过深思熟虑，他们只能记住那些印象深刻的事件。这些早期的有意记忆大都比较短暂。根据记忆功能的不同可以把儿童早期的记忆分为三种类型：通用记忆、情景记忆和自传体记忆。

通用记忆开始于两岁左右，指产生一个脚本，或指没有时间和地点细节的一个熟悉的重复事件的基本轮廓。脚本中包括多次出现的情景，它有助于儿童知道该做什么和怎么做。

情景记忆是指对经历过的发生在特定时间和地点的特定事件的意识。年幼儿童能更清楚地记住新发生的事件。三岁儿童可以回忆一年前或更早些时候的事情，然而，对经常性事件的通用记忆却比较模糊。由于记忆容量有限，年幼儿童的情景记忆是短暂的。除非这些事件重复发生多次后转化为通用记忆，否则情景记忆只能持续几周或几个月，然后消失。

自传体记忆指对构成个体生活史的复杂生活事件的记忆。这种记忆是特定的，持续时间较长。自传体记忆是情节记忆的一种类型，但并非情景记忆中的所有事件都是自传体记忆的一部分，只有对儿童具有特定意义的情景记忆才属于自传体记忆。大部分人的自传体记忆通常可以追溯到 3～4 岁，有些人的自传体记忆甚至可以追溯到两岁。另外，有些人不能记住八岁前的太多事情。对于自传体记忆出现较晚的一种可能解释是，儿童有了自我概念后，才能在记忆中保存有关自己生活的事件。自传体记忆的出现也可能与语言发展有关，儿童只有把记忆转化为语言的形式，他们才能将其保存在头脑中并进行反思，以及与其他记忆进行比较。

一些人的早期记忆持续的时间比较长，第一个影响因素是事件的独特性。第二个因素是儿童的积极参与程度，包括积极参与事件本身或重述事件以及重视该事件的程度。与看过的事件相比，学龄前儿童能更好地记住做过的事情。第三个因素是和父母谈论过去的事件。与自己参与游戏，或自己谈论与这些游戏有关问题的儿童相比，与母亲一起参与并讨论的儿童，在一至三天的回忆成绩更好。

成人和儿童谈论共享经验的方式影响儿童对此经验的回忆。重复性的谈话风格是指当儿童回忆遇到困难时，成人重复以前的表述或问题。精加工谈话风格是指成人会谈到事件的其他特征或增加更多的信息，精加工谈话风格的父母关注谈话的互惠性以及肯定儿童的反应，重复性谈话风格的父母关注的是检验儿童的记忆状况。如果父母是精加工风格，儿童在三岁时就能参与有关更长、更详细事件的谈话，在五岁时，他们能更好地记住这些事件。精加工谈话能为事件的特征提供词汇标签以及有序且易于理解的结构，从而帮助儿童编码。精加工谈话也能帮助儿童建立对该事件心理表征的"界限"，从而阻止无关或失真信息的干扰。

三、儿童智力的发展

人们对智力有一种普遍的误解，认为智力分数代表了新生儿智力的固定值。实际上，智力分数只是一种测验结果，这种测验通过与同年龄的其他儿童相比，确定该儿童在特定时间完成特定任务的表现。事实上，自从测验产生以来，发达国家儿童的测验成绩一直稳步上升，从而促使测验开发者提高了标准化规模。这种趋势部分反映了教育性电视节目、学前教育、受过良好教育的父母、多样化的经验以及测验本身的改变对测验成绩的影响。

对特定儿童在智力测验上的表现会产生影响的因素包含：气质、社会和情绪成熟度、测验情境的舒适度、读写技能、社会经济地位、种族或文化以及儿童的认知风格与任务间的匹配度。

发展心理学家曾经认为家庭环境对儿童智力有重要影响，现在，这种观点受到了质疑。人们不清楚父母对儿童智力的影响来自基因的贡献有多大，来自为儿童提供的早期学习环境的作用有多大。有人认为，家庭环境对儿童早期的智力影响最大，这种影响到青少年后期就逐渐削弱了。

家庭经济地位和智商之间的相关性也得到了验证。家庭收入与学龄前儿童乃至更大儿童的认知发展和成就有关。家庭经济条件对儿童的智商有巨大影响，但不是家庭经济环境本身，而是通过影响其他因素（例如健康、压力、父母教养方式和家庭氛围）间接影响智力。

基因和环境因素均对经济贫困具有补偿作用。经济贫困家庭儿童的智商往往较低。但是，贫穷家庭儿童的外向气质、母亲的悉心照料、家中有无激励性的活动（这些因素可能会受父母的智商影响）起到了保护性的作用。

四、环境与儿童动作的发展

环境因素对于动作发展具有重要意义。环境对儿童发展的影响来自多个方面，既可能来自自然环境特征，也可能来自社会文化和心理环境特点；既可能来自宏观环境特征，也可能来自微观环境特征。

（一）气候与动作发展的关系

在与动作发展相联系的众多环境因素中，气候的变化可能是一项重要的相关变量。冬、春季出生的儿童爬行起始年龄显著低于夏、秋季出生的儿童。出生季节对儿童爬行动作的发展具有重要影响，不同季节出生的儿童，其爬行起始年龄存在显著的差异，冬季出生的儿童较之其他三个季节出生的儿童，其爬行起始年龄平均提前约 2 ~ 4 周。

儿童在爬行动作发展中的季节效应可能是与季节性气温变化相联系的儿童家庭生态环境变化的结果。具体而言，由于出生季节的不同，在儿童开始爬行前的一段时间内，气温的差别不仅使儿童自身的衣着与活动水平、日常的活动场所与活动时间等因素会产生相应的变化，而且与儿童动作发展有关的父母的抚育活动也会存在较大差异。在春、夏、秋季出生的儿童，在其可能开始爬行的几个月中，由于气温正处于逐渐下降的阶段，父母对儿童动作发展的态度与抚育活动会相应地变化，有意识地减少为儿童提供的爬行机会。相反，冬季出生的儿童在其可能开始爬行的几个月中，气温则正处于逐渐上升的阶段，父母就会相应地指导其进行更多的与爬行动作发展有关的活动，为儿童提供的爬行机会也随之增多。

（二）文化背景与动作发展的关系

生活在一定文化中的父母受到传统育儿方式的影响，从而影响儿童的动作发展。在考察儿童的发展时，要充分考虑其所处的文化背景及其特定的社会观念和习俗，以及由此决定的儿童抚养方式。事实证明，不同文化背景中的儿童动作发展具有很大差异性。北美印第安人和印尼巴厘人的儿童生活在最初两年，一些动作的发展时间表与北美白人儿童有所不同。不同文化中还存在一些特殊的动作技巧，如我国和日本传统的进餐技能——筷子使用技能，以及西方国家惯用的刀和叉子等，这些动作技能充分说明了文化对个体动作发展的影响。

对于文化和儿童动作发展的关系问题，很多母亲认为让儿童坐和爬会损害他们的脊柱和腿，在前 6 个月中，儿童一天中的大多数时间都是被抱在母亲的腿上，很少被放在地上或者允许他们没有支撑物的坐着，这些做法都限制了粗大动作的发展。但应该指出的是，由于环境和文化的复杂性，对儿童的身体束缚可能会导致其早期动作发展的延迟，但当撤销了这种束缚后，也不一定会影响其以后的动作发展过程。

我国地域幅员辽阔，经济文化发展极不平衡。在一些经济贫困、文化教育落后、交通不便的边远山村，由于受生产劳动和生活方式的影响，曾经存在着一些特殊的育儿方式。比如，北方较普遍的蜡烛包育儿，山东、河北一带的沙袋育儿，云南的篓筐育儿，东北地区黑龙江流域的吊床育儿以及浙江农村的木桶育儿等。在这其中的一些育儿方式会导致儿童动作发展迟滞。例如在沙袋内养育时间越长，儿童的动作能力越差。此外，以篓筐育儿方式喂养的儿童在运动技能方面有显著差异。但是随着时代的进步和育儿观念的新发展，这些不利的育儿习俗都在逐渐消失，使这些地区儿童的动作可以得到正常发展。

（三）家庭生态环境与动作发展的关系

家庭是儿童发展的最基本环境，家庭生态环境与儿童动作发展存在着密切联系。总体而言，儿童动作发展的家庭生态环境包括物质与心理两个方面。由于家庭生态环境的系统性，家庭中某一方面条件的改变都会引起诸多环境因素的变化，从而可能改变儿童动作发展的进程。

首先，家庭的物质环境为儿童的动作发展提供了活动的场地和前提条件，物质条件的匮乏会限制儿童动作的发展。例如，尽管从动作发展的一般规律来看，在独立行走之前儿童会经历爬行的动作发展阶段，但是我国儿童中有一部分没有经过明显的爬行阶段就直接学会了行走，这就与我国家庭的居住条件及其与父母养育方式有着密切的关系。因为我国城市居民住房紧张，居住面积狭窄，父母为保护儿童安全、避免伤害，一般会更多将儿童抱在手上，很少让儿童自己在地上玩耍，儿童根本没有机会去练习爬行动作。有时候一些父母也将儿童放在床上，这些儿童虽然也可以练习爬行，但是因为床的接触面太软，不利于儿童用力，所以也不能很好地发展爬行动作。近几年来，随着我国家庭住房条件的改善，儿童的活动空间也有了一定程度的增加，为促进儿童动作的发展创造了良好条件。再如，一些家庭很早便会为儿童购置学步车，使这些儿童很早就能够使用学步车自己在家里到处行走，具有了自主位移的能力。但是如果使用学步车过多，过于依赖这种工具，儿童反而不能在正常时间段里发展起和其他未使用过学步车的儿童一样高水平的独立行走动作。

其次，家庭的心理环境为儿童的动作发展提供了活动的机会和必要条件，父母对儿童动作发展的态度及其养育方式直接影响着儿童的动作发展。例如，父母对待头生子和与对待家庭中其他儿童冒险行为的态度是不一样的，从而就可能导致这些出生顺序不同的儿童在动作经验上的差异。同时，在家庭中父母对待不同性别儿童动作活动的态度，可能也是两性动作发展差异的重要原因之一。一般而言，父母会希望女孩多进行一些安静的、更多涉及手部小肌肉活动的精细动作，而更多鼓励男孩进行一些比较激烈的、更多涉及全身大肌肉活动的粗大动作。因此，家庭的心理环境是导致儿童动作发展差异性的直接原因之一。

第二节　儿童早期发展与干预

一、儿童的身体感觉

儿童在与他人互动的过程中开始觉察并发展出自己是一个具有感觉和思维的个体。儿童带着自己身体的感觉进入这个世界，并以此为原则建立她对自我、他人和环境的理解。身体感觉最早源于子宫时期，在身体的互动和体验中被创造出来，与自我意识的发展并行。这并不意味着身体感觉取代了自我意识，或者忽视身体（即精神分析文献中的身体意象）作为精神表征的重要性。相反，身体感觉这个概念表明，身体感觉对形成自我的情感、社会、沟通、认知和身体等各方面的经验至关重要，并不断影响它们的发展。

这些在儿童出生后的前几周就可以被观察到。父母都特别留意儿童的身体信号，譬如视觉注意、唤醒和睡眠周期、哭泣、饮食习惯和身体/肢体活动。这些状态显示了儿童警醒、睡眠到烦躁等各种状态的阈值。父母尽最大努力支持儿童，让他与周围环境互动时感觉舒适，这慢慢发展为一种习惯。父母会留意儿童的非言语倾向，常常会比较他和大些的兄弟姐妹在情绪、睡眠模式和活动水平上有哪些相同和不同之处，并且开始形成对儿童个性的预期。例如，如果哥哥被紧紧包裹时习惯安安静静的，那么弟弟出生后如果想要更加放松些就必须在妈妈怀里多用点力。当这哥俩长大后，哥哥可能更喜欢躲猫猫或者钻到狭窄空间这类的活动，而弟弟在一些能量感十足的游戏中会找到更多的乐趣。哥哥在安静的时刻能更加集中注意力，而弟弟在移动或自由调整身体时能更专注。

在发展的早期，儿童对身体意象没有清晰的概念，但在持续互动和回应环境的过程中会从身体感知中形成对环境的感觉。这些身体感觉成为儿童通过尝试与环境联结和互动中表达自己的体验、解读自己经验的参照点。从某种意义上来说，儿童进入的是一个全部经由身体互动得到的信息来创造、组织和理解的世界。例如喜欢被紧紧包裹的哥哥，如果碰上一个没有跟随他节奏的临时照顾者，就可能难以放松下来。与临时照顾者一起的儿童哭闹不肯平静下来，但只要妈妈一来把他紧紧包裹起来他就安静了。这说明儿童对他所熟悉的人和经验在身体感知层面上已有标记。

通过体验，精神层面的心理表征也会慢慢形成。基于身体的经验建构自我发展各个方面的知识，成为形成自我概念的参照。身体力行能强化儿童能力的身体感知。儿童通过身体行为的完成形成一个"我做"的感觉；动觉和完成行为之后的外界反馈形成一个"我行"的感觉；当动作或身体感觉被不断重复成为非言语动作风格，并转变为儿童个人动作标志时，"我行"就成了"我是"。这样，儿童对身体的感觉是情感、精神和标志性身体意象的先导，在认知过程与身体发展过程中交互影响不断发展演化。

儿童首先通过自己的身体了解世界、应对世界，用自己的感官和运动知觉来探索。有时候，一个新生的婴儿依偎在妈妈的肩膀上就能很快安静下来。也有的时候，当被脱掉衣服，皮肤裸露在空气中时，许多儿童会感到不安，心律失常地蜷缩或者踢打他们的四肢。没有语言，儿童就那样完全靠自己的感觉来获取对世界的信息。动作和身体感觉就是儿童获取信息并表达他们如何体验这个崭新世界的主要方法。儿童通过动作获取信息和表达自己，也对动作进行回应。

随着不断地重复，经验变得越来越熟悉和一致，儿童开始发展出一个因果关系的概念。通过身体的探索和类似的事件序列，儿童慢慢地发展出对于事件的心理表征。从很早开始，儿童就能从各种各样的声音中识别并寻找妈妈的声音。一个三个月大的儿童很快就知道微笑可以得到来自父亲的微笑回应，这样的交换强化了愉悦的交流。儿童用更多的胳膊或腿部的兴奋活动证明了这一点。所以，儿童从来不会厌倦躲猫猫或者从高椅子上扔玩具，看玩具掉落，撞到地板上。

这些新奇的事情渐渐地变得熟悉并可以预测。这些经验创建出内在的组织，使儿童学习把自己与他人区分开来。这个早期"组织"的出现创建了一个特别清晰的意象，来强调身体感觉和身体经验。儿童能从"体验矩阵"中慢慢地为每一个经验排序，并组成一个体验的"星图"，这可以让儿童建立起关于自体的一致性感觉，与"其他人"保持联结但又与他人不同。这些早期积累起来的事件是形成和发展思想、观念、行动和言语的核心。

新生儿偶尔会弯曲或者伸展肢体，试图抬头。她在发现动身体时她能感觉到什么。通过持续的探索，她能获得控制感，很快她就能转头，移动腹部，有意识地弯曲或伸展四肢来回应环境的刺激。她使用身体动作的方式也会影响她的经验。时不时地她会向后拱起头，或者弯曲胳膊，或者前胸朝前时伸展她的胳膊。这样的动作会缩短她的头和肩膀的距离。儿童在探索这些动作的同时，也在用这些动作做些尝试。当她继续这些动作时，四肢和腹部的张力会增加，有可能会导致头部向两边晃动。大人可能会认为这是一个求救信号。如果母亲马上冲过来安抚宝贝，把她抱起来，儿童就在妈妈的怀抱里安静下来。这个体验对母亲和儿童来说都是一种特定的身体和情感体验。儿童很快的回应说明儿童受到母亲的安抚能很快恢复安静。母亲成功的回应说明母亲了解自己的儿童。如果当母亲微笑着逗弄儿童，儿童变得连连摇头，手足乱舞，前胸凸起，这对母亲和儿童来说又是另外一番体验。儿童的动作说明她在母亲的触碰下并不舒服。通过儿童的身体反应，母亲也会感觉到她没能满足儿童的需求。通过对亲子关系中儿童是如何回应母亲的，母亲又是如何回应儿童的这些非言语经验进行一段时间的观察，就可以了解到这背后的一些含义。

经验中的质性元素也会对儿童理解自我和他人产生影响。自体的形成与发展来自感知到的经验和在经验中被唤起的感情，因为儿童通过早期被感觉到的身体体验来发展自我意识。

二、儿童经验的作用

儿童天生的身体倾向和他与外部世界的互动，交织在一起，相互作用。这个相互作用会影响个体发展的实际进程，而且能够在儿童与环境的互动中观察到，包括身体动作表达中体现出的独特非言语选择。人知道自己的存在，是因为在存在中体验到了自己。根本不是外在环境怎样塑造，而是人们作为个体在外部环境中感觉到自己的位置，与外部世界发生关系的过程塑造了自己。存在的概念来自经验，过去、现在以及存在于自体中的预先存在的经验。

早期大脑发育研究也表明生物学与环境、经验之间的动力作用。他们研究了其他哺乳动物的神经行为，查明不同的社会环境可能对大脑的情感部分的影响。早期的情感遭遇很大程度上影响儿童个性的发展。这样的情感经历可能会真实地影响发展中的大脑的"硬件"部分。这似乎表明情感优势或者缺陷很大程度上被儿童生活的情感环境所影响，因此特别强调早期情感经验的终生影响。早期发展中如果没有情感唤起，就不会有认知活动。

三、儿童的亲子干预

儿童最初的经验，尤其是与早年照顾者的互动，会对发展带来很大的影响。

（一）父母与照顾者的作用

父母充当中间人，引导、解释、帮助儿童面对他们对世界的新体验。当母亲学会识别儿童的非言语和言语线索后，她利用这些信息来调节外部的信息输入，使之适应儿童在任何特定时间的处理能力。通过亲子间最初的体验，儿童开始安全地探索和发展对环境的理解。在典型的情感发展中，这些在安全"抱持环境"下的主动经验将成长为安全依恋关系，儿童由此产生对父母的全然信任。这也会支持儿童发展与他人和世界的信任关系。

发展信任关系的过程来自父母与儿童之间大量的经验。这些互动的一个重要方面在于父母与儿童并不总是与对方同步。儿童与母亲在互动中经验"不匹配和修复"（互动中断后的重新联结）也是十分重要的。因为这是儿童学习了解到他人性格上的不同，发展影响他人和调节自己情感需求能力的重要时刻。通过这个过程，儿童学习自我调节。自我调节既包括儿童学习组织内在和外在的感知信息，也包括儿童被他们自己的行为所影响。儿童非常擅长观察世界，不断地吸收理解所看到的、听到的、闻到的、尝到的和触摸到的东西。发生在他们身上的经验首先从身体层面上被体验到，父母或者照顾者就成为他们对世界经验最初的解读者。父母或照顾者的工作就是解释、保护，为儿童介绍，帮助他们理解与周围世界发生的所有动作或经验。①

通过观察可以了解到儿童如何处理他们对环境的经验。例如儿童不愿意伸展身体去更远的空间，以及突然远离治疗师退向母亲的怀抱，对于儿童来说外部的世界是危险的，她的母亲将在治疗过程中发挥重要的作用。

（二）亲子互动中的非言语动作

作为父母，首要的责任就是为儿童的起伏变化的注意力提供一个持续的、回应性的存在环境。随着时间的推移，儿童会尝试表达他们的需求、愿望和对环境的好奇，但所有这些并不都会被马上理解。儿童需要不断重复她想要的，这促使她探索更多的变化方式，由此也增加了她的沟通方式。通过这种不匹配（或者说失败的回应）和修复（成功的回应），儿童可以获得一种自我效能感和成就感。因为婴幼儿的沟通从非言语表达开始，这种个性化的非言语就是内在经验的一种反映。个人动作风格的发展就源自这种自我与环境的对话。儿童最初依赖于重要照顾者解读他的舞蹈，因此儿童与重要照顾者之间的相互理解至关重要。儿童早期匹配和不匹配经验的类型都会影响他发展与世界互动的能力，也会反过来影响他在互动中对自己的看法。成人与儿童之间的这种相互理解和吸引能支持、阻碍或者激励儿童累积经验。

观察互动是如何在空间中发生的，能揭示有关联结的重要信息。例如，一些母亲在空间上对儿童造成了"侵入"，因为她们不断地在身体上"磨炼"她们的宝宝。这些空间上的侵入行为包括与宝宝靠得很近，随时触摸或者用手指戳儿童的身体或者脸，吸引儿童的注意力——即使宝宝已经很用力地在转头或

---

① [美]黛安娜·帕帕拉，萨莉·奥尔茨，露丝·费尔德曼著；申继亮译. 发展心理学：从生命早期到青春期：第 10 版 [M]. 北京：人民邮电出版社，2013.

者使劲地弓起身子在逃避。空间元素是决定 1 岁左右儿童与母亲依恋关系质量的一个因素。

生命第一年中，非言语沟通至关重要，因为此时儿童完全依赖于他们的经验和他们观察到的事件去沟通。具体地说，儿童将首先识别父母非言语风格的质感。渐渐地，这些质感在类似的环境中被不断重复，儿童开始赋予父母独特的动作质感与非言语风格的质感以意义和期待，这些都会被儿童吸纳到自己的个人动作风格中。这说明婴幼儿在别人的怀抱中会啼哭不停，一旦回到母亲的怀抱就停止哭泣的原因。母亲身体的特殊感觉，她特定的怀抱宝宝的方式，她肌肉的张力，她边看着宝宝边点头的方式，她声音的音调都是宝宝所熟悉的安心的标志。同时，这对于母亲也是一个有利的过程。母亲开始熟悉儿童的身体信号，了解她的每一个动作蕴含的需求、期望、偏好和注意力改变的意义。随着母亲和儿童有意无意地学会识别彼此的身体信号，联结彼此的非言语风格也在演变中。强调无意识方面是为了引起对动作风格的格外注意，因为它们是与生俱来的，很容易被忽略，但它们往往是非言语风格中的质性元素，是在分析二人互动中的差异时最值得注意的部分。

这也解释了为什么有的儿童和他们的父母看起来就不能相互理解。父母并不总能识别或清楚地知道儿童的非言语线索。儿童的非言语中线索风格并不总是容易辨识的。此外，父母的非言语风格和儿童的非言语风格也可能不能很好地匹配。当然，没有必要也不可能做到完全理解儿童的每一个非言语信号。误解儿童很平常，这给予儿童一个尝试的机会，用不同的方式去表达需求，使自己的需求得到满足。这是儿童学习如何与社会环境相联结的过程中必须经验的一个非常现实又重要的部分。重要的是儿童如何持续地尝试获得理解。这些或成功或失败的经验不断积累就创造亲子间非言语的联结模式。这些经验成为持续不断的非言语对话，会对儿童与其周围环境中的其他关系产生影响或建立一个模板。

因为儿童通过经验向他人学习，对于成人来说，觉察自己与儿童互动中的非言语风格十分重要。主要照顾者对儿童累积经验会有很大的影响。父母了解到自己的行为可能会产生的影响后会更有意识地回应儿童的需求，而不是简单地对儿童的反应做出反应。

第三节　儿童舞动的治疗教育方案

在儿童与世界互动的核心中，"看的方式"这一技法高度重视舞蹈本身的物理本质，并将舞蹈看作一个不可或缺的元素。广义而论，舞蹈意味着自身与他人的相互作用及关系。而在专业的解读中，舞蹈活动实际上体现了"看的方式"的过程。儿童如何运用身体系统来体验外界的方式会影响参与的质量。在幼儿与周边环境之间，如果没有舞蹈，没有这种充满趣味的交际，那么幼儿对外交流互动的质量将受损。反过来，幼儿与外界建立联系的能力也将受到影响。

"看的方式"非言语评估着眼于在各种环境下的交流与互动，家庭、临床干预环境和学校，等等。在观察过程中，"看的方式"非言语评估不断探究儿童们在与外界互动的舞蹈中所表现出来的天性。

一、非语言评估、治疗干预和教育方案之间的连续

为了加入舞蹈，并利用舞蹈元素来支持治疗，治疗师有必要确定儿童的非言语表达与其经历有何联系，新的经验是怎样持续影响以往的经验，以及儿童的非言语表达是怎样反映这些新的经验的。这是一个不断发展的过程。当一个年幼的儿童在学习身边的一切时，他会不断地将新的经验与已有的经验相联结。久而久之，以这种方式构建的经验库会发展成儿童自己的基本表达风格。不断积累的新经验有可能改善儿童对环境的认知，进而使儿童与环境的互动变得清楚而真切。治疗师将在儿童的非言语表达中观察到这一变化。"看的方式"的概念正是受这一持续的过程所影响。在此概念中，评估、治疗干预、教育方案三者应该被当作一个连续体，其中一方能畅通无阻地循环到另一方。"看的方式"技法已经发展成一种专门为治疗师观察非言语线索提供指导的工具，如 MSI 工作清单（动作特征印象清单）。MSI 清单提供了一种将定性信息纳入评估范围中的方法。这个工具不仅仅可以作为一个单项的、预定的、结构化的正式评估方式使用。另外，它还可以作为一系列非言语观察的指导准则。通过它们，可以更好地看到儿童在任何情境下、任何时间是如何使用非言语来表达经验的。

从这个角度看待评估能够最好地指导实践。这样，把关注点放在创建一个可以决定儿童的优势和健康成长潜能的环境上。

"评估"是指一个采集信息的过程，其目的在于做出评价性的决策。"采集"一词包括在创建图像里。这里所说的图像，是指所呈现的一切身体姿势及它们所带来的信息。"过程"一词强调评估的持续性。评估有多种形式和多样化的执行方式。评估的方式已经从传统的标准化评估逐渐演变成自然情境下不拘形式的评估。前者仅在特定的设置下由专业人员执行。后者在儿童熟悉的自然情境下，如家庭和学校，由家庭成员或儿童生活中的重要他人来进行。

（一）MSI 清单的总体基调

真实、投入、主动、回应、诠释、探索、分析、发现、嵌入、应用、情景、个人喜好、个人能力、过程导向、动力、描述、积累、形成学习风格、发展能力、协同合作、发展指导、广泛性、定性、交互性、多学科领域。这些都是从儿童的视角设计的教育性评估中的术语。在教育领域，与课程大纲相适应，教育者们要求学生主动参与评估，通过分析、探索和发现，鼓励学生在评估过程中展现个人优势、才能和能力。评估的范围十分广泛，其中包括对儿童的学习方式和个人兴趣的描述性评价。评估中的信息将随时间的推移而逐渐增加，并不受学科领域的限制。评估还鼓励学生与朋友互动交流、协同工作。这样一来，评估也会刺激和鼓励学生的求知欲、创造力和最佳表现。评估旨在确定和肯定儿童的个人能力，而不是给儿童的缺陷下定义。不仅如此，评估提供了一些信息，指引儿童后续的发展，引导进一步的学习。评估提供信息，成为学习过程的一部分，为学习过程的反思和行动提供了动力上的支持。当学生在评估的作用下，能够发现和积累跨学科领域的知识，并能激发个人潜能时，评估和学习之间的界限便不再清晰分明。

早期干预评估运用的措辞：多种资源、鼓励、支持、最佳表现、整合、多元、直接观察法、自然情境、与重要他人的互动、成长发育、成就感差异、引导、诱发、训练指导、建立联盟关系、持续成长模式、确定资质与能力、关注儿童的成长阶段和成长模式、复杂性、语境化。

评估以儿童的表现为依据，创设一个鼓励和支持儿童发挥出最佳水平的自然情境。评估的信息来源多种多样，最好以儿童的家人和儿童生活中的重要他人为主，深入探寻儿童与他们的交互作用。通过与儿童及其生活中的重要他人建立联盟关系，评估想要由此引发儿童的最佳反应。这包括在评估的过程中训练和指导儿童及大人，肯定和鼓励他们的努力，以便确定儿童的资质。评估是一项长期的过程，需要持续地观察那些影响儿童表现的互动阶段和互动模式。这样的评估过程看到儿童身心发展的复杂性和可塑性，为儿童营造一个有利于持续成长的环境。因此，干预评估并非静态的测量评估，而是一种在执行过程中能引起变化的动态评估。

基于干预的评估方法和基于教育的评估方法是平行且互补的。评估和干预可以连续地统一起来。在这种模式下，评估和干预的关系是双向的。从评估中收集而来的信息会影响干预方案的制订，而干预过程也有利于评估发挥效用。干预手段和教育手段之间存在另一个连续统一体。并不是治疗师应该变成教育工作者，抑或教育工作者应该充当治疗师的角色。更确切地说，每个领域的从业者能从这些相互补足的实践中获取广义知识基础，并从中获益。对一名教育工作者来说，要能够理解特定的情感、社会、交际、生理、自我认知等发展因素以何种方式作用于儿童的学习。这点非常有用。同样地，一名精通学习理论和学习模式的治疗师也能够使用这些额外的工具来帮助儿童发挥全部功能。无论在何种专业领域，扩大从业者的知识基础都会对从业者的训练产生影响。

教师们有必要了解儿童发展的过程：儿童思考和行动的方式；儿童的兴趣所在，以及儿童无法理解的概念；认识到家庭、语言、文化、性别和社会等有可能造成儿童经验的差异；学习方法偏好的不同；以及学习过程中可能出现的具体困难。教师有必要对儿童保持敏锐的洞察力。教师应当根据儿童经验对其学习的影响，结合每一位儿童的知识基础，来制定培训课程，帮助儿童达到最佳的学习状态。

（二）情绪、具身经验与认知方面

同样，"看的方式"步骤着眼于非言语实践。为了在评估、干预和教育之间建立连续统一的关系，该技法建议所有与儿童们打交道的从业者，除了他们自身的专长，都须掌握这三个研究领域中的相关知识：社会—情绪、具身经验和认知方面的知识。利用这三方面的知识，治疗师可以更加容易而有条理地组织从非言语行为观察得来的信息。不管评估是否在家里进行，或与治疗干预同步，抑或是在课堂上进行，这三方面构成了"看的方式"评估过程的核心。对儿童的治疗干预和（或）教育计划应以这三方面为基础。

（1）社会—情绪方面。社会—情绪方面强调的是，非言语表达在开发儿童自我感能时所发挥的作用。治疗师要主动了解非言语动作质感如何表达个体的自我感觉。强调这一方面，需要治疗师密切注意儿童早期的非言语关系，尤其是与主要照顾者的关系。这将会影响儿童的整体发展。更具体来说，它会对社交关系发展过程产生的影响。

（2）具身经验方面。具身经验方面所强调的是，在所有发展阶段中，儿童自身身体结构、感觉处理过程和身体经验是以何种方式影响其行为与整体功能的。这一视角能很好地帮助治疗师理解儿童的身体功能如何影响其经历。在治疗干预和教育环境下，为了儿童的最佳发展，具身经验将对治疗方案产生一定影响。

（3）认知方面。认知方面与儿童对环境的接受度有关：儿童对周遭环境的理解，以及这样的理解对儿童动作、行为和学习能力的影响。这方面重点在于，儿童具身经验的定性因素会影响经验理解的过程。认知的视角提供了一个框架，通过支持儿童特定的学习风格来帮助他们。

在这三个发展方面中，沟通是不可或缺的。这一点很重要。根据不同的研究领域，沟通可以采取不同的形式。在社会—情绪领域中，沟通一般通过定性的非言语表达来完成。儿童的身体能力对自我表达和自我探索产生影响，在具身经验方面，沟通便产生于此。而在认知方面，沟通发生在非言语技能和语言技能的习得中，也产生于认知的过程中。

（三）学习风格差异的影响

若要在评估、干预和教育这一连续谱中运用"看的方式"视角，第一，要注意如何通过儿童所积累的非言语动作库来观察和总结儿童自身的经验；第二，便是思考如何利用非言语表达元素来强化、刺激、主动和发展互动，促进儿童的成长和沟通。目前，在干预和教育这一连续体中都普遍承认儿童学习风格的差异。认识到儿童学习风格上的差异促进了更加多样化教学策略的发展。课程设计更加个性化，与儿童的长处进行工作，或是发展儿童的优势，最终也会帮助儿童在弱势领域获得成长。对儿童学习风格的研究有利于理解儿童如何处理自己的经验。

"看的方式"技法包括去理解非言语信息和感官信息是如何与儿童个人的学习风格发生作用的过程。教育方案要以学习差异原则为背景，利用并肯定每一个儿童的独特之处。要因材施教，制订适合儿童的教育方案。应在干预阶段和教学阶段支持儿童发掘他们的潜能。"最近发展区"指的是儿童现有的解决问题水平与其更高一级发展水平之间的差异。若要达到潜在发展水平，则要借助成年人或更有经验的同伴指导与协助。"最近发展区"意味着儿童的潜在发展水平。儿童在帮助下能够做到的意味着未来她可以在没有帮助的情况下独立做到。在"看的方式"技法里，成年人作为"协助者"，在治疗环境中利用观察所得的非言语信息来协助儿童参与动作探索，鼓励其探索行为，从而提升儿童的学习水平，规范儿童在教室里的行为。当学生渐渐适应课堂环境时，同龄人便担任起大人的角色，帮助他与其他的儿童交往。

（四）MSI 清单的指导原则

MSI 清单总体基调的原则如下。

（1）评估必须基于动态整合的发展模式，必须考虑到家庭因素，以及儿童在支持性互动中所表现出的新兴能力和潜在沟通行为。

（2）要从多种渠道获取关于儿童的信息，同时还要重视家庭成员和重要他人所产生的影响。

（3）评估的重点在于儿童的最佳功能核心水平，目的是探索儿童的学习能力、潜力，以及困难之处。这样的评估着眼点与其他评估方式不同。其他评估方法有的是将儿童置于一间单独的屋子与陌生的评估员相处去确定儿童的心理问题，有的是在常模参照评估方式下通过一些外在的标准对儿童进行排序，有的是按照标准参照评估方法，基于对特定领域或独立学科的掌握程度，取得某种特定的标准，或是基于课程本位评估方式，以相关的标准来衡量特定课程取得的成绩。

（4）儿童个人的能力才是评估其进步的参考因素，而不是拿儿童与他人或先入为主的标准做比较。强调定性多于定量，将儿童的个性、基础知识储备及独特个人特色的技能纳入考量范畴。

（5）即便是按照 MSI 清单进行评估的时候，也要留意观察儿童的自发性互动。必要时，可以经常性地进行正式评估。除了每个月、每季度或每年的定期评估外，当儿童的某些行为需要更详尽的检测来解读时（比如一次进步或一个新的问题），便需要重新正式评估一次。

（6）参与评估的人员应是十分了解儿童又能与儿童相处得很好的人。

（7）在观察中总结儿童的才能。根据各类活动来评估儿童的表现，这些活动通常支持儿童与他人互动，鼓励儿童自行解决问题，引导儿童展现更高级的思维。此外，评估应广泛抽样，不局限于预先计划好的项目。

（8）儿童所获得的能力将与其一生的发展息息相关，帮助儿童更好地融入社会世界。

（9）积极为儿童创造一个交流互动、合作学习的机会。

（10）应将评估与干预、评估和教育课程结合起来。评估成为传递信息、做出改变的一种手段。不仅如此，在干预和教育方面，评估还能影响特定要素和策略的持续发展。评估使得这些计划更加强调儿童的特殊需求和个人风格。

（五）MSI 清单评估步骤

利用 MSI 清单进行评估的最好方法就是和参与人员一起分析治疗录像。录像回放使得治疗师们能够反复观看，寻找动作者动作风格的特定质感细节。通过快进和后退录像带，可以深入研究动作者的非言语表达。为使定性因素变得清晰，大量反复地重播录像是必不可少的。而由于录像带中动作细节很多，也由于治疗师需要有足够的精力进行严谨的非言语分析，最好一次只选取一小段录像做分析用。每段录像时长应在 5 ~ 20 分钟，录像应当包含儿童表现得特别有兴趣前后发生的细节。

分析治疗录像时的步骤如下。

（1）摒除个人头脑中所有关于动作的信息和解释性研究想法，客观看待动作者的表现。

（2）回放整个治疗过程，并开启视频声音；若想要详细研究某一段录像，便记下来。

（3）挑选想要详细研究的一段录像，记下每个值得研究的动作时间码。

（4）按照以下三步，至少回看视频三遍。

第一，关闭视频声音，专心找寻非言语定性元素，记下常见非言语因素和事件的先后顺序。

第二，视频保持无声，利用 MSI 清单的十个标准具体分析定性因素。

第三，开启视频声音，寻找声音信息与非言语观察之间的联系。

（5）当分析父母与儿童、重要人物与儿童这样的二元互动时，需要附加一些步骤。

第一，选取大人和儿童待在一起或者独处的片段。

第二，集中观察一个动作者，总结个人动作标志。

第三，在其他动作者身上重复此步骤。

第四，再一次回放视频片段，这次，集中观察互动中两人的风格。运用 MSI 清单的互动部分来帮助非言语观察。

二、各种情境下的非言语定性评估

灵活地运用非言语评估可以促进评估、干预、教育方案三者更加连贯统一。对无论正式或非正式的观察来说，这都是很有用的。"看的方式"治疗师总是会观察儿童非言语行为是怎样进行沟通的，或是有怎样的沟通潜能。"看的方式"非言语评估所关注的，是当儿童与环境（包括在家里、医院、学校等）的互动中，儿童的行为是如何参与活动本身的。"看的方式"技法已得到发展和完善，好让家庭与学校能协助治疗，也让治疗师可以根据临床信息向儿童的父母和学校提出建议。

（一）评估应包含家庭背景信息

若条件允许，家访则是评估的首选方法，因为治疗师可以亲身体验儿童的家庭生活，收集第一手资料。此时的评估应涉及多渠道了解儿童的家庭环境。

根据自我观察法，在与儿童有关的主要生活环境进行观察时，治疗师要能够真实地描述自己的经验，与自己的个人反应保持联结。如果可能，借助于家庭录像，了解到儿童是如何取得早期发展中的重大突破，以及在家庭中的过去经历是十分有利的。看家庭录像时，可以借助 MSI 清单的非言语动作定性分析来揭示家庭独特的动态发展过程。观察儿童完成标志性动作的过程，比如抬头、翻身、坐直、爬行、站立、行走，了解其中的定性因素，以便深入了解儿童之后的发展。为了获取关于儿童家庭经验的重要信息，治疗师应访谈儿童的父母和其他重要他人，言语上的交流及围产期问卷调查都要做。

（二）临床治疗中的评估

当父母、医生或老师都认为儿童需要治疗后，评估往往始于临床治疗。最初，评估只能从少量的儿童生活背景开始，其目的是对儿童及其家庭有所了解。

"看的方式"操作过程由三个阶段组成。用摄像机全程记录前两个阶段，使治疗师有机会借助 MSI 清单回顾体验家庭生活的过程，不因其他观察和治疗报告而产生判断偏差。在治疗的第一、第二阶段中，治疗师要跟随儿童的引领。与此同时，治疗师要细心观察，看看儿童具有哪些行为，可能处在什么样的机能发育水平。治疗师还要设法促进互动交流，以便了解儿童的社交、情绪、身体、认知及沟通发育水平。在治疗的第二阶段末期，治疗师要准备好那些家长很看重的医疗报告和校方反馈，并且在第三阶段开始前再做一次回顾。到了第三阶段，治疗师应单独和家长讨论观察所得，为家长答疑解惑，用"看的方式"为治疗干预制订方案。

（三）评估的信息来源可以来自儿童的教育环境

若能搜集到可以体现教育环境特点的、特定的非言语动作示例，并将其列入评估考量中，将对评估的进行十分有利。在课堂观察中，儿童在非言语方面的表现可分为三类：特定活动中儿童对空间的利用；儿童的身体觉察水平以及在各种课堂活动中，儿童在非言语风格上的变化。

（1）空间的利用。主要观察儿童最常用到房间的哪块区域，活动中儿童如何利用这些空间。治疗师还应留意，儿童在小组中或在圆圈中是否以不同的方式使用身体。在小组活动或圆圈游戏中，儿童是否以不同的方式使用私人空间。

（2）身体觉察水平。MSI 清单的身体标准适用于观察儿童在课堂活动中如何表现，特别是需要其留意身边的其他学生和物体时。

（3）非言语风格上的变化。若想完善评估，治疗师应该弄清儿童的非言语风格是否在不同的课堂活动中发生改变，如果有，是以何种方式发生的。课堂活动包括全体活动、教师授课、小组活动、结构化测验时间、自由活动等。

以上的情境都需要不同的注意力和身体觉察技能。若治疗师对每一个情境中儿童的非言语风格加以密切的观察，便能明白，对儿童来说，哪些设置难度过大，而哪些具有鼓励作用。此外，对影响设置的特定因素的分析也有利于儿童的老师做出调整，帮助老师选择与儿童能力相匹配的最佳学习环境。

总而言之，在儿童身上运作所有"看的方式"技法的首选方法，就是借助在家庭、诊所、学校等环境中有关儿童的观察和评估，好好利用儿童所表现出的行为来推进治疗干预与教育。

（四）情境的作用

家庭、医院和学校之间总有交织重叠的部分，而这一联结的基础就是家庭。家庭是最基础的环境，在成长的初期便开始对幼儿的一生产生影响。一旦确认了儿童有特殊需求，接下来就是临床治疗，找出儿童遇到的困难，并给出以家庭为背景的治疗方案。当儿童到了适合上学的年龄时，临床治疗便成为家庭和学校之间的桥梁，是一个特殊的、包容度高的教育环境，独立于其他治疗环境。教育环境由一个结构明显的社区组成，能够在家庭以外，为儿童提供成长的机会，并为他们提供一个更加广阔的社会环境。

教育环境最主要的目标是认知方面的，其中包括开发和拓展儿童的认知能力。不过，学习贯穿在所有发展领域，是多层面的。由于婴幼儿保育、"早期头脑开发"、学前教育这些项目的出现，许多儿童在很小的时候便成长在较大的社会群体中。在这样的环境中，在与同龄人行为的对比下，年幼的儿童适应结构和中心的生活规律可能会有困难，因此首先要确定他们各自的特殊需求。有一些教育项目，如"早期头脑开发"，特别聚焦于发展学前准备技能。对于许多儿童来说，这样的环境是他们接受社会化和教育的第一步。"看的方式"技法认为任何旨在支持儿童强化对世界的认知能力，提供一个健康的社会化环境的活动都可以被称为教育环境。

家庭、临床、教育三种环境需要兼容互补，持续形成儿童的总体教育计划。这是一个跨学科的，并且是超学科的教育方法。说它是跨学科间的协作，是因为治疗团队由儿童总体教育计划中的不同方面的人共同组成，并且需要共同协作。说它是超学科的，是因为治疗团队的成员不仅受到过专业的教育，而且需要了解和应用来自他们自身的经验以及在与儿童和家庭一起时的角色经验。

第一，家庭环境。家庭环境对儿童和儿童的生命质量起到基础性的作用，对儿童各方面的发展产生重大的影响。在家庭中，儿童与家人（包括核心家庭和联合家庭）及他们生命中的重要他人发展出最基本的依恋关系。家庭是社会—情感关系产生的地方。儿童与照料者早期基本依恋关系质量，以及每个家庭的总体动力都会影响后来儿童如何与他人联结，如何适应较大的学校或其他社会团体中的动力。从儿童生命的最初开始，特定的家庭环境带来的经验就开始形成儿童处理和理解周围世界的方式。这些经验既可能提供成长的机会，也可能使儿童暴露在会影响或限制他们健康发展的外部环境中。

第二，临床。"看的方式"技法的临床作用在于探索儿童最初的经验和关系，帮助修复和增强儿童在家庭和其他环境中行使功能的能力。只有通过了解到儿童的家庭环境和关系，"看的方式"治疗师才能聚焦到儿童的社会—情感发展上进行工作。许多治疗师发现这会帮助识别家庭是如何影响儿童在外部世界经验的。这些知识可以让治疗师在临床环境中创建让儿童和家庭都感觉到安全的关系。一旦儿童和治疗师建立关系之后，儿童就会在临床环境中得到支持，通过以儿童为中心的活动去表达和探索过去的经验、担心，发展性障碍或器质性障碍。治疗师运用临床环境来为儿童创建新的经验，体验和加强情感联结、发展新的关系，支持健康功能的发展。在"看的方式"模式中，临床也是建立家庭和教育环境的桥梁。

第三，教育环境。教育环境为儿童提供了结构，教他们学习组织，支持他们团体社会化的发展。这需要儿童去体验、适应、调节、协调全部的身体、心理和情感系统。儿童们必须让内部结构慢慢去适应学校环境中的外部结构。老师们通过规则、作息和团体活动来组织和建构必要的社会技能与合作。理想情况下，儿童们会调节他们的内部结构，改变或抑制他们的个人需求、欲望，将注意力转移到认知功能的刺激和挑战上。这要求他们可能协调自己的身体、控制内在冲动，有能力扩展注意力，协调情绪和身体。

第八章　成人舞动

成人舞动是创造性艺术治疗的一个分支，在治疗理念中，绘画、音乐和舞蹈都可以加入传统治疗关系中，作为表达和自我探索的工具和构想。本章内容包括成人生理与认知发展、成人心理社会发展以及成人舞动的临床实践。

第一节　成人生理与认知发展

一、成人生理与健康的发展

（一）成人生理的发展

尽管生物性老化和基因构成是某些生理变化的直接原因，但这种生理变化的可能性、速度以及程度还会受年轻时就已形成的生活方式和行为因素的影响。同样，中年时期的健康和生活习惯也会影响中年之后的生活。

做得越多能力越强，个体如果在生命早期比较活跃，60岁之后这些益处就显现出来了：他们不仅精力更充沛，心理初性也会更好。久坐的人肌肉会丧失力量和弹性，直到最后变得不愿参加体力活动，不管何时开始采取更健康的生活方式都为时不晚。对于已经出现的衰老变化，人们的心理和身体会通过各种途径进行补偿。大多数中年人对于外表、感觉、运动、系统功能以及生殖和性能力的逐渐衰老都能够泰然处之。

1. 成人身体机能的变化

从成年早期到成人，感觉和运动机能的变化是非常细微的，个体几乎意识不到。随着年龄的增长，视力问题主要出现在以下五个方面：近视、运动视力（观看移动的符号）、对光的敏感性、视觉搜索（如定位一个符号）以及视觉信息加工速度。同时，视敏度或者视力的轻微退化也是比较常见的。由于瞳孔发生了变化，对中年人来说，正常光线到达视网膜时会损失一部分，只有在外界光线亮度增加 1/3 的情况下，才能弥补这一损失。

随着晶状体灵活性降低，其转换焦点的功能自然也随之减退。这种变化通常在中年早期就已显现，到 60 岁时晶状体几乎完全丧失灵活性。伴随着老化，人们会出现远视，它是由于个体对近距离物体的聚焦能力下降造成的。因为远视，很多 40 岁以上的个体需要佩戴远视镜才能进行阅读。在中年期，近视发生的可能性也会增加。双焦或者三焦矫正眼镜将近距离阅读和远视力镜片相结合，可以帮助眼睛在远近物体间进行调节。

随着年龄增长，个体的听力也会逐渐下降。这种下降在生命早期几乎注意不到，但 50 多岁时听力下降会加速，这就是人们说的老年性耳聋。正常来说，受限的是高于日常谈话声音的高频音。到了中年晚期，小部分人会有明显的听力下降。男性听力下降的速度是女性的 2 倍。今天由于工作噪音、喧闹的音乐会、使用耳机等，个体持续或突然暴露于噪音环境中，这使得在 45 ~ 64 岁的群体中，听力下降呈现增长的趋势。当然，这种情况是可以避免的。由环境噪音引发的听力下降可以通过佩戴诸如耳塞或者特殊耳罩等听力保护设备来避免。

一般来说，味觉或者嗅觉的敏感性在成人也开始下降。当味蕾变得不敏感，嗅细胞数量也减少时，食物就变得淡而无味了。相对于男性，女性的这些感觉保持得相对持久，但不排除个体差异。不同的人对不同味道敏感性丧失的程度会不一样。当某个人对咸味的敏感性降低的时候，其他人减退的可能是甜味、苦味或者是酸味。即使是同一个人，对于不同味道的敏感性也不一样，对某些味道的敏感性可能会更高。

成年人触觉敏感性的丧失发生在 45 岁之后，痛觉则是在 50 岁之后。然而，虽然痛觉敏感性有所下降，痛觉的保护性功能却依然存在：因为个体对痛觉的感受能力下降的同时，他对痛的忍受能力也会下降。

力量和协调性在个体二十几岁的时候会达到高峰，之后开始逐渐下降。到了 40 岁，肌肉力量的丧失就比较明显了。60 岁之前，丧失的力量占总体的 10%～15%。原因之一就是脂肪替代了肌肉纤维，导致肌肉纤维的比例下降。力量训练可以防止肌肉减少，甚至还可以重获力量。

耐力的保持就比力量好得多。耐力的减退是 40 岁以后基础代谢速率逐渐降低的结果。相对于不太运用的技能，熟之又熟的技能通常更能抵抗岁月的侵蚀。所以，运动员表现出的耐力衰退就低于平均水平。

尽管有些钢琴家中年后还能继续精彩地演出，但是普遍人们手的灵活性从 35 岁左右开始就逐渐降低。人的简单反应时从 20 岁到 60 岁减慢约 20%。简单反应时指的是人们对单一信号的单一反应。如果要求个体进行声音反应而非身体反应，简单反应时的年龄差异会显著缩小。

选择反应任务和涉及多种刺激、反应以及决策的复杂运动技能，在中年期会有所下降，但是这种下降并不必然使得中年人的表现更差。

在各种各样的活动中，从经验中获得的知识足以弥补生理上的改变。熟练的工人在 40 多岁或 50 多岁时，会表现得比以往任何时候都更有成效，部分原因是他们更为认真和谨慎。相对于年轻工人，中年工人在工作中受伤致残的可能性更小，这可能是因为经验和良好的判断能力弥补了中年工人协调性和运动技能的减退。[①]

2. 成人身体结构与系统的变化

外表的变化从中年时开始变得明显，它反映了机体结构和系统所发生的改变。进入 50 岁或者 60 岁之后，由于皮下脂肪层变薄，胶原分子硬化，弹性蛋白纤维变得脆弱，个体的皮肤会显得没有以前那么紧致和光滑。头发也会因为更替速率降低变得更稀疏，因为黑色素的减少而变得花白。随着汗腺数量的下降，个体的汗液分泌也会减少。身体内脂肪的堆积会使他们的体重上升，而椎间盘的收缩则使得他们的身高变矮。

骨密度在个体二三十岁的时候会达到顶峰。之后，由于对钙的吸收量少于消耗量，个体的骨骼会变得较为稀疏和易碎。此时，个体就要经历骨质的流失。

---

① 董奇，陶沙. 动作与心理发展 [M]. 北京：北京师范大学出版社，2002.

这种流失在个体五六十岁的时候会加速。对于女性来说这种加速尤其快，有时还会导致骨质疏松症。成年早期的吸烟、酗酒和不合理饮食都会加速骨质流失；而有氧运动、抗压训练以及钙质和维 C 摄入量的增加会减缓其流失。累积的压力会使关节变得更僵硬。一些伸展练习和支持关节的肌肉强化练习则可以使个体的身体机能得以改善。

在中年甚至年纪更大的人群中，机体功能几乎或者根本没有下降的人不在少数。但也有一些个体 50 岁中旬就开始出现心跳变慢和不规律的现象。到了 65 岁，心脏高达 40% 的摄氧能力都会丧失，动脉壁可能会变厚和硬化。40 岁后期或者 50 岁开始，心脏病会变得更加普遍。肺活量是指肺部一次性吸入和呼出的最大气体量，在个体大约 40 岁的时候也开始下降，到 70 岁时降低了 40%。体温调节和免疫反应也开始减弱，睡眠也开始变得比较浅。

（二）成人健康的发展

1. 成人的健康趋势

尽管中年人的健康状况总体较好，但很多社会经济地位较低的中年人会经历更多的健康问题，或者担心存在一些潜伏的健康隐患。他们不但精力不如从前，而且更可能遭受偶然或慢性疼痛和疲劳。他们不能再像从前那样轻松自如地熬夜，反而更可能罹患某些疾病，比如高血压和糖尿病；而且，他们想从疾病或极度疲劳中恢复也需要更长的时间。

从成年中期开始，高血压日渐成为心血管疾病和肾病的重要致病因素。高血压的患病率会随着年龄的增长而增加。虽然高血压在女性群体中比在男性群体中更普遍，但是女性会更留意自己的身体状况并且进行针对性的治疗。长期来看，特定的人格因素，如急躁、敌意等，都会增加罹患高血压的风险。

高血压可以通过血压监控、低盐饮食和服用药物加以控制，但病情得到控制占少数。

20 世纪 90 年代，糖尿病的患病率增加了一倍，成为导致中年人死亡的第五号杀手。Ⅱ型糖尿病是糖尿病最常见的类型，一般患病时间是在 30 岁之后，随着年龄增长发病率逐渐升高。与青少年型糖尿病（也叫胰岛素依赖型糖尿病）不同，Ⅱ型糖尿病的病因是细胞丧失了对机体所产生的胰岛素的利用能力，从而导致葡萄糖水平上升；而前者则是因为身体本身不能生产足够的胰岛素，使得血糖水平上升。因此Ⅱ型糖尿病患者的身体会补偿性地制造过多的胰岛素。通常，患有Ⅱ型糖尿病的人直到出现严重的并发症（如心脏病、中风、失明、肾病或者四肢麻木）时才会意识到自己罹患了糖尿病。

2. 社会经济地位与健康的关系

社会贫富不均也会继续影响中年人的健康。通常，和社会经济地位较高的人相比，社会经济地位较低的人健康状况较差，生活期望较低。由于慢性病的困扰，他们的活动更为受限，幸福感更差，接受医疗的途径也更为有限。低社会经济地位与自我报告的健康状况、肥胖以及心理幸福感相关。

心理社会的原因可以部分解释社会经济地位和健康之间的关系。社会经济地位低的人往往会有更多的负性情绪和想法，而且通常居住在压力较大的环境中。随着年龄增大，社会经济地位较高的人能够相对较好地控制发生在自己身上的事情，如果需要的话他们会选择更为健康的生活方式、寻求医疗救助和社会支持。但在社会经济地位低的群体中，健康状况也存在很大的个体差异。

3. 更年期后的女性健康

普遍来讲，女性的健康状况较差，而且多为具体的症状和慢性疾病；而男性则多为酗酒、吸烟之类的问题。女性会花更多的精力保养身体，女性的寿命比男性要长，而且她们在中年期的死亡率也更低。

骨质流失和骨质疏松症在更年期之后的第一个5年到10年的时间里女性的骨质流失会急速加剧，原因在于利于钙质吸收的雌激素水平降低了。比较严重的骨质流失会导致骨质疏松症，这是一种由于钙质损耗使得骨质变得稀疏易碎的情况。骨质疏松症较为常见的特征是身高显著下降或出现驼背，主要是由变弱的脊椎受到压迫而萎陷造成的。骨质疏松症是老年人骨折的主要原因，它对老年人的生活质量甚至生存都有极大的影响。约3/4的骨质疏松症发生在女性身上，且绝大多数是那些皮肤白皙、骨架较小、体重较轻和身体质量指数较低的个体。除此之外，还可能出现在那些家族史中出现过骨质疏松症以及更年期之前卵巢就被摘除的女性身上。部分女性的骨密度较大，因此来说不容易患骨质疏松症。除年龄因素，容易造成骨质疏松症的其他风险因素还有吸烟和缺乏锻炼。骨质疏松症具有一定的遗传倾向，因此对那些家族史中出现过此类疾病的女性来说，测量骨密度是极为明智的预防措施。

在生命早期就养成好的生活方式和习惯会使情况大有改观。即使骨质流失已经发生，也可以通过合理的营养、负重锻炼和戒烟得以减缓甚至逆转。

高强度的体能训练和阻抗训练是极为有效的。40 岁以后的女性每天除了从食物中摄取 1000 ~ 1500 毫克的钙质外，还要摄取和每日推荐量相当的维生素 D，因为它可以帮助身体更充分地吸收钙质。雷洛昔芬，一种新的"特制雌激素药"，似乎对维持骨密度以及胆固醇水平具有良好的效果，还能在无副作用的情况下降低家族性乳腺癌的风险。然而，这种药是否有长效作用目前还未得到证明。

随着年龄的增长，个体患乳腺癌的概率也会增加，过胖的、酗酒的、月经来的早而更年期来的晚的女性，有乳腺癌家族史以及生育晚且儿童少的女性患乳腺癌的风险更大；但如果她们能够进行适当强度的锻炼和保持低脂肪高纤维饮食就会降低风险。

科学家发现，部分乳腺癌可能和 BRCA1 和 BRCA2 这两种基因有关。携带有缺陷基因的女性患乳腺癌的概率高达 85%，因此她们应该增加体检频率，必要时甚至可以采取预防性乳房切除术。

诊断和医疗技术的进步使得乳腺癌患者的生存希望大大提高。如果在癌细胞扩散之前能够发现，大多数的乳腺癌患者至少能活 5 年；而一半的患者至少活 15 年。乳房 X 线照相术是一种胸部的 X 光检查。这项检查术对超过 50 岁的女性益处最多，女性从 40 岁开始就应该每隔一到两年做一次检查，尤其适用于有更年期前患乳腺癌家族史的女性。

激素替代疗法由于更年期使人烦恼的生理变化和雌激素水平的下降有关，因此采用人工的激素替代疗法（HRT）可以缓解潮热、夜间盗汗以及其他症状。单独使用雌性激素会增加罹患子宫癌的风险，所以没有做过子宫切除手术的女性在用此疗法时往往会和黄体酮配合使用，黄体酮是一种女性荷尔蒙。然而，现在有些医学证据开始对 HRT 的效用提出挑战，并质疑它的一些潜在风险。早期激素替代疗法能降低患心脏病的风险，但是现在的研究结果却与之恰恰相反。这种激素替代疗法对高风险女性（指那些已经患心脏病或者相关疾病的个体）可能毫无益处，或者实际上还会增加患病风险。不管单独使用还是配合黄体酮使用，女性 65 岁之后，雌激素既不能提高她们的认知功能也不能预防其认知功能受损，反而增加了她们罹患痴呆和认知功能下降的风险。当然，激素替代疗法也有积极的一面。如果从更年期开始服用雌激素并且持续至少 5 年，能够预防或阻止更年期后的骨质流失以及预防臀部和其他部位骨折。但如果停止使用激素替代疗法，骨质流失会重新出现。

雌激素对乳腺癌的治疗效果还在研究之中。单独使用雌激素的风险要小于和黄体酮结合使用的风险。近期使用过或正在使用雌激素的女性患乳腺癌的风险可能增加，且使用时间越长则风险越大。对大多数女性来说，要想预防心脏病，通过改变生活方式（例如减肥、戒烟），或如果需要的话通过服药来降低胆固醇和血压，这才是明智之举。

4. 心理社会因素对健康的影响

焦虑、绝望等负性情绪往往和较差的生理和心理健康相关联；希望等正性情绪则和健康、长寿如影随形。由于神经系统（尤其是大脑）和所有的生理系统是交互作用的，因此情感和信念会影响身体机能，包括免疫系统机能。负性情绪会抑制免疫系统的功能，使得人们更容易生病；积极情绪的作用正好相反，它能够增强免疫系统功能。

负性情绪对个体健康的影响取决于个体是否能够较好地管理和修复自己的心境，而管理和修复心境可能是气质的功能。如果真是如此，那么人格和健康有一定关联的观点就不足为奇。外向的、宜人的和尽责的人自我报告的健康状况，往往比那些在人格神经质维度上得分较高的人要好。

5. 成人的压力与健康

压力也叫适应负荷，就是当人们的应对能力不能满足知觉到的环境要求或压力源时出现的损伤。身体适应压力的能力，就是所谓的非静态负荷，需要大脑、肾上腺以及免疫系统三方的参与。大脑负责感知危险，肾上腺负责动员全身和压力抗争，免疫系统执行的是防御功能。

中年人和年轻人面对的压力源有所不同。中年人的压力主要来自角色转变，包括事业转折、成年子女离家、重新定义家庭关系等。年轻人和中年人比老年人报告的压力源更频繁、多样和严重，而且他们在日常生活中出现超负荷和崩溃的程度更为严重。紧张的人际关系发生的频率，比如和配偶吵架，从青年到老年逐渐降低；但是因朋友或亲人生病而导致的压力则会逐渐上升。由经济风险或儿童引发的压力会显著上升，这是成人个体所独有的。然而，中年人报告的几乎或根本不能控制的压力却很少。

相对于其他年龄群体，中年人应对压力的能力更高。他们更懂得如何做才能改变让人备感压力的环境，而且也善于接受他们改变不了的事情。他们拥有更有效的压力回避或压力最小化策略。

即使是积极的变化也会让人感到压力，有些人应对压力的反应方式就是生病。压力可以视为某些老年病（例如高血压、心脏出现小毛病、中风、糖尿病、骨质疏松症、消化器官溃疡以及癌症等）的致病因素。

不同类型的压力源会对免疫系统产生不同的影响。急速或短时间的压力，会使免疫系统得到加强；而强度大或长期的压力，比如贫困或残疾造成的压力，却会削弱或瓦解免疫系统，从而增加患病的可能性。年老或已经生病的人更容易受压力事件的影响。例如乳腺癌患者、受虐女性、飓风幸存者以及有创伤性应激障碍（PTSD）病史的男性，他们的免疫功能都受到了抑制。

压力还可以通过其他生活方式等因素间接对健康造成危害。压力之下的个体很可能睡眠较差，抽烟和喝酒较多，饮食较差而且几乎不关注自己的健康。相反，有规律地进行锻炼、较好的营养、每晚至少睡 7 个小时以及经常参加社交活动的人往往压力较少。

在压力下缺乏掌控感的个体往往也容易生病。相信自己能够掌控自己生活的个体倾向参与更加健康的活动。不管社会经济地位如何，具有掌控感的个体不但得病较少，而且机体功能也相对较好。这一发现有助于解释与工作相关的压力效应。工作压力和倦怠工作要求高、自主性低和工作中的自豪感低三者结合在一起，就构成了一种典型的压力产生模式，产生的压力会增加患高血压和心脏病的风险。另外，工作责任感高但对自身履行工作职责的能力缺乏自信的员工同样会感到有压力，而且容易感染呼吸系统疾病。在工作中感知到的压力水平对保持健康很重要；除此之外，每天结束时能够把工作压力抛在脑后的能力同样也很重要。

职业倦怠是对工作中长期存在的压力源的一种长期反应，这种压力源一般是由个体与工作不匹配造成的；或者是工作要求超出了个体的能力范围，个体无力应对；或者是个体的努力没有得到相应的报酬。倦怠在服务性行业（比如教育、医疗、社会工作和治安工作）的员工中尤其普遍。当他们感觉爱莫能助时往往会有一种挫败感。倦怠通常涉及三个维度：情感耗竭、愤世嫉俗感和低效能感。

　　缓解压力和倦怠的最好办法是改变造成压力的环境，让员工相信有机会从事有意义的工作，在工作中能够运用他们的技能和知识以及体验到成就感和保持自尊。如果干预的目标并不只是降低员工的职业倦怠，还要让他们产生持久积极的工作动机，那么干预会更为有效。

　　压力不仅源于经济拮据，还源于由失业造成的心理幸福感的下降。失业后丧失集体目标感和不知如何打发时间会使个体感觉有失身份，而这正是个体幸福感降低的最重要的心理因素。那些认为男人必须养家的男性，以及只有在工作中才能找到自我并用金钱来衡量自己价值的男性和女性，失业对他们的影响远远不止没有薪水那么简单。他们会失去自我和自尊，对生活失控，控制感的丧失是产生压力的重要因素。失业产生的心理影响一般是暂时的，找到新的工作就可以重建幸福感。动机和掌控感是找工作的关键因素。

二、成人的认知发展

（一）专业知识的作用

　　高级专业技能在成人持续发展，并且独立于总体智力以及大脑信息加工系统中表现出下降趋势的其他能力。在经验的作用下，信息加工过程和流体能力变得封装了，或者能对某种特殊的知识起作用，从而使得这种知识更易获取、吸收和使用。换言之，封装为专业问题的解决"捕获"了流体能力。因此，尽管中年人比年轻人可能需要花更长的时间去加工新信息，但是在他们熟知的领域里解决问题时，他们可以用经验判断加以补偿。

　　对国际象棋手、街头生意人、会计、物理学家、医护人员、航空公司柜台员工以及飞行员等不同职业者的研究发现，专业知识造就了他们在特定领域的优秀表现。随着年龄增长，个体的认知资源会逐渐下降，而这些专业知识有助于缓冲在既定领域解决问题时的认知资源下降。

　　与新手相比，专家更能关注到事件的不同方面，加工信息和解决问题的方式也与新手不同。他们的思维通常更灵活，更具适应性。通过已有的丰富且高度组织化的心理表征库，他们能更有效地吸收和理解新知识。他们会根据基本规则将知识分类，而不是通过知识表面的异同来进行分类。他们能意识到自己还未知的内容。认知表现不是专业知识的唯一要素，问题解决往往发生在一定的社会情境中。

做出专业判断的能力依赖于问题的熟悉度——这些问题往往带有社区或公司文化对工作的期待和要求色彩。即便是已经花大量时间独自练习的钢琴演奏家也必须要适应配备不同音响装置的演奏大厅，适应不同时间和地点的风俗习惯，适应不同观众的偏好。

专家的思维看似是无意识的、直觉的。专家通常意识不到他们做决策背后的思维过程。他们很难解释自己是如何得出某一结论的，也无法指出一个非专业的问题出在哪。这种直觉的、以经验为基础的思维也是后形式思维的一种特征。

（二）成人认知的整合性思维

尽管后形式思维并没有局限在成年期的某个特定阶段，但它似乎更适用于成人的复杂任务、多重角色、复杂选择和挑战，如需要综合与平衡工作和生活的要求。后形式思维的一个重要特征是它具有整合的本质。成熟的成年人整合逻辑与直觉和情绪，整合相互矛盾的事实和观点，用已知的知识整合新的信息。他们在解释自己所读到的、见到的和听到的事情时总会赋予其意义。与直接接收信息不同的是，成熟的成年人会用他们的生活经验及以前的知识对所接受的信息进行过滤。

社会从成人思维的整合特性中获益。总的来说，老年人变成了道德和精神的领袖，并且他们将自己掌握的人类知识转化为心灵故事，年轻一代可以从中获得指引。

（三）创造性的发展

创造性始于天赋，但是仅有天赋是不够的。儿童可能表现出创造性潜能，但对成人来说，创造性成就更重要：即创造性思维的产品及其数量。创造性表现是生物、个体、社会以及文化压力交互作用的产物。它是创造者、该领域的规则与技术以及在该领域工作的同事之间动态互动的结果。

超常才能大多是后天形成的，需要经过系统的培训和练习。非凡的创造性成就得益于深入、高度组织化的客观知识，为了工作本身而不是外在的回报而努力工作的内部动机，对工作强烈的情感寄托，这种寄托能够促使创造者在困难面前不屈不挠。然而，创造性与专业知识的关系很复杂，创造性发展并不是直线上升的。

例如，从美学观点来看，作曲家后期完成的曲目往往不如早期作品；而与用在特定流派内的时间相比，用于一般性的作用在晚些时候才会比较明显，它们能够帮助人们评估自己的能力、形成道德目标并获得一些能够达成目标的策略。

这些道德楷模一生都在努力改变：将自己的精力集中在改变社会和改善人们的生活上。他们的道德承诺比较稳定。同时，这些人在一生中还会坚持不断成长、对新思想保持开放态度并且不断向他人学习。

道德承诺稳定性的形成是一个渐进的过程，需要多年的时间来构建。它还是一个协作的过程：领导者要从支持者那里吸取建议；那些能够果断决策的名人也需要吸取周围人的反馈——不管他们是志同道合还是各持己见。

伴随他们的道德承诺持久存在的，还有这些道德楷模特定的人格特征。这些人格特征从中年到老年会一直伴随他们，包括享受生活、利用不利情境的能力、和他人和睦相处、在工作中全神贯注以及幽默感和谦逊。拥有这些特质的个体认为改变是有可能的，而这种乐观的态度会帮助他们和不公平作斗争，并且在困难面前坚持不懈。

虽然道德楷模们的行为具有冒险性，行动时会遇到阻碍，但这些人并不认为自己很勇敢。由于他们的个人目标和道德目标一致，因此他们会尽力去做自己认为应该做的事情，既不考虑会给自己和家人带来什么后果，也不会感到是在牺牲或折磨自己。

第二节　成人心理社会发展

发展科学家从不同视角研究中年心理发展的过程。客观方面，他们解析中年人的生活轨迹，但连续性的角色和关系的变化也会造成主观的一面：人们会积极建构自我意识和生活结构。在成人发生的这些变化并非是孤立的，需要从毕生发展的视角来解读。个体早期的人生发展模式不一定是后续人生的蓝图，甚至成年早期和成年晚期的关注点都是不一样的。

此外，成人的生活并不是由个体独立支撑的。通过与家人、朋友、熟人，甚至陌生人的接触可以提升生活的乐趣。年代、性别、种族、文化和社会经济地位也深深地影响着成人的生命历程。

一、成人的人际关系

如今，很难归纳成人间人际关系的意义。这不仅仅是因为中年期覆盖了个体发展的25年，也因为这个时期拥有比之前的任何时期都复杂多样的生活路径。一个45岁的人也许已经拥有幸福的婚姻，正在养育儿童；但是另一个同龄人也许正在考虑结婚。一位60岁的人也许拥有很大的朋友、亲人或同事的交往圈子；而另外一位也许没有活着的亲人，而且只有少数几个亲密的朋友。然而对于大多数中年人来说，与他人的关系非常重要，同早期相比也许起着不同的作用。

根据社会护航理论，人们在毕生发展中总是被社会护航队包围着：亲密朋友和不同亲近程度的亲人们组成的圈子，从他们那里可以获得帮助、幸福以及社会支持；同时也向他们提供照顾、关心及支持。个体的特点（性别、年龄、教育以及婚姻状况）及其所处的环境特点（角色期待、生活事件、经济压力、日常困难、需求以及资源）共同影响这个护航队（或者说支持网络）的规模及构成，影响个体所能获得的社会支持数量和类型，以及从这种支持中所获得的满意度。所有这些因素都会影响个体的健康和幸福。

尽管护航队通常会表现出长期的稳定性，但是它们的构成会不断变化。在一段时期内同兄弟姐妹的联结更重要；而在另外的时间里和朋友的联结更重要。工业化国家的中年人通常拥有最大的护航队，因为他们更可能结婚、生子、父母健在，更可能参加工作，除非他们早早就退休了。女性的护航队，特别是圈子中心的部分，比男性的更大。社会情绪选择理论提供了一种关于人们如何选择与谁共度时光的生命全程观。

社会互动有三个主要目的：第一，它是信息的一个来源；第二，帮助人们发展和维持自我概念；第三，它是愉悦、舒适或情绪幸福的来源。在儿童期，第三个目的，即对情绪支持的需求是首要的。从儿童期一直到成年初期，信息收集是主要的。由于年轻人试图了解社会以及自己在其中的位置，所以陌生人可能成为他们信息的最佳来源。到了中年期，尽管信息收集同样重要，但最初社会联结的情绪调节功能开始变得更加重要。也就是说，中年人越来越多地寻找那些能让他们感觉良好的人。相比年轻人，中年人及老年人在选择假设的社会同伴时更强调情绪喜好。

对于大部分中年人来说，人际关系是影响幸福的重要因素。它们可能成为健康和满意度的主要来源，但也可能导致出现压力需求，这些需求在女性身上更为严重。当困难或不幸出现在她们的伴侣、孩子、父母、朋友或同事身上时，责任感及对他人的关心可能有损于女性的幸福感。这种"间接体验到的压力"也许可以解释为什么中年女性对抑郁或其他心理健康问题更加敏感，以及为什么女性比男性对自己的婚姻更不满意。[①]

二、成人与子女的关系

为人父母的过程就是一个不断放手的过程，这个过程通常在父母中年时达到顶点。伴随着当今延迟结婚生育的趋势，一些中年人现在正面临着这样的问题：如找一个好的日托机构、学前项目等。但是，大多数父母在中年早期必须处理一系列截然不同的问题，这些问题源于与不久后即将离开父母的子女共同生活。一旦孩子们成年并且有了自己的孩子，原先两代人的家庭在人数上和联结上常会是女性成为家庭的"家族维系者"，维持着大家庭各种分支的联结。

---

① [美]黛安娜·帕帕拉，萨莉·奥尔茨，露丝·费尔德曼著. 申继亮译. 发展心理学：从生命早期到青春期：第 10 版 [M]. 北京：人民邮电出版社，2013.

（一）青春期儿童给父母的问题

青春期和中年期是一生中最易出现情绪危机的两个时期，而且有讽刺意味的是，这两类人，即中年期的父母与青春期的孩子，偏偏常住在同一屋檐下。中年人在处理自己特有的焦虑时，还需要每天应付无论是身体、情绪还是社会性都在发生巨大变化的孩子。

青春期不可避免地会发生混乱和叛逆，尽管许多研究都驳斥了这种刻板印象，但青春期子女对父母权威的反抗也是必要的。对父母来说，一项重要任务就是接受正在成熟的孩子本来的样子，而不是父母希望他们应该怎样。

来自不同领域的理论家都将青春期描述为一段使父母质疑、重估、降低幸福感的时期。然而，这种现象不是必然的。相比于没有孩子的人，父母会有更多的心理压力，但同时也会表现出更高的心理健康水平和繁殖感，特别是对于男性来说。对一些父母来说，从事专业工作的白领男士，孩子在青春期会给父母带来更大的满足感、幸福感以及自豪感。对于大部分父母来说，子女在青春期的常规变化会带来积极和消极相混合的情绪，对有青春期女孩的母亲来说尤为如此，此时的母女关系既亲密又充满冲突。母子关系中敏感且易受伤的是母亲，尤其当她们把全部精力都用于照顾家庭和孩子而无暇工作赚钱时。为了补偿母子、父女关系中的接纳和温情问题，父母往往会增加自己在工作上的情感投入，尤其是父亲则会把更多的时间花在工作上。

（二）成人空巢期

关于空巢的普遍观点通常认为，在最年幼的孩子离家后，父母会出现适应困难，特别是对母亲来说。但有人对此观点提出质疑，尽管确实有些在养育孩子方面投入过多精力的女性会难以适应空巢，但更多女性发现空巢后自己获得了解放。长大后的孩子又回到空巢家庭可能会给父母带来更多的压力。

空巢对婚姻的影响取决于婚姻的质量和时长。对一段美满的婚姻来说，孩子长大后离开家可能会给家庭带来休息时间，感到满足。而对于一段不稳定的婚姻，如果夫妻是为了孩子才勉强一起生活，那么他们现在就没有理由来维系这段婚姻。空巢并不是父母生涯结束的标志，它是进入新阶段的过渡期。

（三）养育长大成人的孩子

即使积极的养育时期已经结束，孩子们也已离开家并生活得很好，但父母仍然是父母。成年子女的父母在中年期的角色会产生新的问题，这就需要两代人发展出新的态度和行为。在中产阶级家庭中，当年轻人成家立业时，中年父母给予孩子的支持通常会大于他们从孩子那获得的。一些父母很难将子女当作成年人；但同时许多年轻人也很难接受父母对他们的持续照顾。在一种温暖的支持性家庭环境中，这样的冲突可以通过敞开心扉的交流得到解决。

大多数年轻人和父母都相处融洽，享受着彼此的陪伴。但是，并非所有的跨代家庭都符合一种模式。部分跨代家庭无论是在地理位置上还是情感上都紧密相连，他们经常联系、相互帮忙和支持；另外一些家庭是合群的，但成员间的联系和帮助较少；部分家庭是应尽责任的关系，成员间有较多的互动，但情感联结较少；少部分家庭在地理位置和情感上都是疏远的；另一类是那种"远而近"的关系，在一起的时间很少，但仍能保持温暖的感觉，这种感觉能重新建立起联系和交换。

三、成人与其他亲属的关系

在成年早期，除非有特殊需要，通常情况下个体与原生家庭的父母和兄弟姐妹的关系退居次要的地位；这时工作、配偶或伴侣，以及孩子会处于最重要的位置。在中年期，这些最早的亲属联结会以一种新的方式重新变得重要，照顾和支持年老父母的责任落在了中年子女的肩上。

尽管发展缓慢，但成年中期的子女与父母的关系可能会出现戏剧性的变化。许多中年人会比之前更为客观地看待父母，认为父母既有力量但又需要帮助。这期间还可能发生其他一些事情：某一天，中年人发现自己的父亲或母亲变老了，需要子女的照顾。

联系和相互帮助基于频繁的联系，大部分中年人与父母的关系都很温暖和亲近。女儿和年迈母亲的关系尤其亲近。就多数而言，父母还是会继续向子女提供帮助，特别是在危急时刻。虽然有些老年人身体健康、精力充沛、生活独立，但是也有些老年人还是需要成年子女帮助做决定，可能在日常事务和经济上依赖于子女。有时也会出现角色转换，如父亲或母亲成了子女照顾的对象，特别是在配偶去世后。

随着人类寿命的延长，一些发展学家提出了一个新的生命阶段，即子女成熟期，这时的中年子女"学会接受和满足父母的依赖需求"。这种常规发展被看成是孝顺危机的良好结果：在这种危机中，成年人学会在双向关系中实现对父母的爱和责任与自主性之间的平衡。大部分中年人却愿意承担对父母的责任。

然而，在成年中后期，家庭关系会变得复杂。由于长寿越来越普遍，只有有限的情感和经济资源的夫妇可能在满足自己需求（可能还有他们孩子的需求）的同时，还需要分配一部分资源给年迈的父母。这几种关系尤其容易产生矛盾：和公婆或岳父母的关系；女性和母亲或婆婆的关系；与身体不好的父母、公婆或岳父母的关系；女儿服侍父母的关系以及幼年不和父母一起生活的成年子女与父母的关系。

矛盾会因为处理竞争的关系而浮现出来，目前年迈父母提供帮助存在交换现象，并且依赖于家庭血缘关系。大部分夫妇会提供时间或金钱，但只提供其中一种，只有很少的人会提供两种帮助。夫妻双方一般更倾向于响应妻子父母的需求，这可能是因为妻子与父母的关系更亲近。

成为年迈父母的照顾者通常在父母身体都很健康且精力旺盛的时候相处得最好。当老人身体变弱，特别是当他们智力衰退或人格改变时，照顾他们的负担就可能导致子女与父母关系紧张。寿命延长意味着老年人有更大的风险患上慢性病和残疾，发达国家尤为如此，同时家庭人数比以前变得少了，也意味着很少有兄弟姐妹来分担照顾父母的责任。大部分丧失自理能力的老人都不愿意去费用很高的疗养院，而是在家或与子女同住接受长期的照料。

在世界范围内，照顾他人似乎是典型的女性职能。如果父亲去世或离异，当母亲不能自理时，女儿可能就会承担照顾者的角色。也许是因为母女关系的亲密性，母亲也更愿意接受女儿的照顾，而且女儿也更愿意满足父母的需要。能够解释照顾他人存在性别差异的原因，是就业方面的性别差异，尽管性别差异在逐渐缩小，但男性和女性的工资以及工作类型仍存在差异。如果妻子比丈夫赚钱少，或其工作可以暂时搁置，那么妻子就更可能从工作中抽出时间来照顾老人。如果没有工作，儿子也会承担照料父母的责任，但是他们很少会向父母提供基本的个人照顾。

照料会带来紧张的关系，照料他人也可能会带给自身压力。许多照料者都觉得这项任务是一种身体、情绪和经济上的负担，尤其是当他们有全职工作，经济来源有限或缺少支持和帮助时。对有工作的女性来说，再额外承担照顾者的角色是困难的，但是如果减少工作时间或辞去工作以承担照料的义务，又会增加经济压力。在年迈的父母需要照料时，可能恰逢中年子女正准备退休的时候，这时中年子女再支付照顾体弱老人的额外花销就会存在困难，同时可能中年子女自己也存在健康问题。

照顾一位有生理缺陷的老人很困难，要照顾一位痴呆老人更是难上加难。痴呆老人除了丧失日常生活的基本能力外，可能还有大小便失禁、多疑、焦虑不安或抑郁；受幻觉影响还可能梦游，对自己和他人都造成威胁，需要持续不断的监护，这会令人非常痛苦且无助，两人的关系可能因此恶化。有时照料者在压力下会出现身体和心理方面的问题。因为女性比男性更可能承担照料者的角色，因此，女性的幸福也就更可能受损。有时由于持续高负荷的照料工作带来的压力太大，会出现照料者忽视现象。

这类压力的后果可能是出现照料者倦怠，即照顾年老亲人的成年人出现身体、心理及情绪上的枯竭。有时必须做其他一些安排，例如照顾老人制度化，援助生活或在兄弟姐妹间进行责任分配等。

情绪压力不仅源于照料工作本身，也源于平衡照料老人与中年期其他责任之间的关系。年迈的父母需要依赖于子女时，可能恰是中年子女努力养活自己孩子的时候。只有相对较少的中年人在照料老人、处理工作和养育孩子之间出现夹心状态。成年的孩子一般在他们需要照料年迈的老人之前就离开了家。

一些家庭的照料者回顾时会把照料老人的经历视为一件独特的有意义的事情。尽管角色冲突看起来具有压倒性，但一些中年人能够在多重角色间处理得很好。如同态度一样，环境也会对任务的完成产生很大影响。那些在中年早期就已获得了繁殖感的女性，当需要照顾年老的父母时感觉到的负担会更少。如果照料者深深地爱着体弱多病的父母，关心家庭的延续性，将照料工作看成是一种挑战，拥有合适的个人、家庭和社区资源来应对这项挑战，那么照料工作就能成为个人成长的机会，这些成长体现在能力、同情心、自我认识和自我超越方面。

第九章　老人舞动

无论处在哪个阶段，舞蹈都会对身体起到良好的作用。其中，老人可以在舞蹈中塑造健康的身心状态。本章对老人生理与认知发展、老人心理社会发展、老人舞动的临床实践进行论述。

第一节　老人生理与认知发展

自 20 世纪 50 年代以来，由于生活水平的提高，卫生条件和生存环境的改善，老年人出现普遍长寿，导致在世界人口各年龄段的人口增长中，老年人口增长速度最快，同时人口生育率也发生大幅度下降。这种人口结构的重大变化给国际社会的经济发展、医疗保健等方面带来深远的影响，如中国 2030—2050 年将是中国人口老龄化最严峻的时期。这一阶段，老年人口数量和老龄化水平都将迅速增长到前所未有的程度，并迎来老年人口规模的高峰。2030 年以后，人口总抚养比将随着老年抚养比的迅速提高而大幅度攀升，并最终超过 50%，有利于发展经济的低抚养比的"人口黄金时期"将于 2033 年结束。总的来看，2030 到 2050 年，中国人口总抚养比保持在 60% ~ 70%，老年人口抚养比保持在 40% ~ 50%，是人口老龄化形势最严峻的时期。

为了更好的发展，健康的身体尤为重要，健康人口所占的比例影响经济，因此各国纷纷尝试提高退休年龄等政策，希望可以缓解对经济的影响。但是还有许多问题不是生物性衰老造成的，而是由生活方式或患病所造成的。

一、老年人群的生理发展

（一）人衰老的生理理论依据

1. 基因程控理论

基因程控理论认为，身体会随基因内的正常发展时间表发生老化。基因程控失败源于程控的衰老：在与年龄相关的损失（如视觉、听觉和运动控制）显现之前，特定基因被"关闭"。细胞代谢过程中产生能量的微小生物体——线粒体的破碎，会加速细胞走向自我毁灭[①]。这种缺陷可能是老化的主要原因。另一个可能的原因是，生物钟通过基因控制荷尔蒙的变化或者引发免疫系统疾病，这会造成机体对传染性疾病抵抗能力变差。一些生理变化，如肌肉力量的丧失、脂肪的堆积、器官的萎缩均可能与荷尔蒙活性下降有关。免疫系统的功能也会随着年龄的增长而逐渐下降。

2. 变速理论

变速理论有时也叫错误理论，这种理论将老化看作是随机过程的结果，存在很大的个体差异。在大多数变速理论中，随机误差或环境侵袭对机体系统造成损伤，从而导致老化。其他变速理论关注内部过程，诸如新陈代谢（使用氧气将食物转化为能量的过程），认为内部过程直接且持续地影响老化的速率。

机体老化是由于机体系统在分子水平上不断受损造成的。通过细胞分裂，机体细胞不断增加，这个过程在两方面中是必不可少的：①平衡无用细胞或潜在危险细胞的依序死亡；②确保器官和系统的正常功能。随着人们的衰老，这些细胞将丧失修复或替代损伤细胞的能力。来自内部和外部的压力源可能加重这一侵蚀过程。

自由基理论关注自由基的有害作用：新陈代谢过程中形成高度不稳定的氧原子或者氧分子，它们具有很强的反应性，可能会破坏细胞膜、细胞质、脂肪和碳水化合物，甚至 DNA。随着年龄增长，来自自由基的破坏不断积累并达到

---

① ［美］黛安娜·帕帕拉，萨莉·奥尔茨，露丝·费尔德曼著，申继亮译 . 发展心理学：从生命早期到青春期：第 10 版 [M]. 北京：人民邮电出版社，2013.

一定水平，这可能会引发关节炎、肌肉萎缩、白内障、癌症、迟发性糖尿病、神经障碍如帕金森病。关于果蝇的实验研究支持了自由基理论，当果蝇获得额外的可以消除自由基的复制基因时，它们的寿命比正常的果蝇长。相反，老鼠的体内含有一种可以抵抗自由基破坏作用的基因，科学家培育出来的不含该基因的老鼠，它们的寿命比正常老鼠的一半还要短。

生存速率理论认为身体只能从事一定数量的工作，并且只有这么多。身体工作得越快，能量使用得越多，身体耗尽的速度越快。因此，新陈代谢的速度，或者说能量的使用状况决定了生命的长度。研究发现，通过把鱼放入冷水中降低新陈代谢的速度，可以使鱼的寿命比生活在温水中更长。

（二）老年群体划分

老年学是针对老年人和老化过程的研究，老年病学是研究老化的医学分支，两者都强调给老年人提供支持性服务。老化可以分为两种：①主因老化。主因老化是指从生命早期开始，并且持续一生的、逐渐的、不可避免的身体退化。这种老化是人们无论做什么也不可避免的。②次因老化。次因老化是由于疾病、过度劳累和缺少锻炼造成的，这些因素通常在个体可控的范围内。

目前可以将老年群体分为三类：①"初老人"。初老人一般是指年龄在65～74岁之间的老人，通常他们行为活跃、充满活力、精力充沛。②"中老年"。中老人是指年龄在75～84岁之间的老人。③"老老人"。老老人是指85岁及以上的老人，通常他们年老体弱，日常生活不能自理。

（三）寿命与其他差异

第一，预期寿命。寿命是指人类能活的最长年限。预期寿命是指出生在特定时期和地域的个体，考虑其目前的年龄和健康状况，从统计学角度讲个体所能生存的年龄。预期寿命是建立在长寿或者群体成员实际寿命的基础上。预期寿命的增加反映了死亡率的降低，但不良的生活方式，会使人出现肥胖相关的疾病，会增加传染病的概率，从而抵消医学进步对寿命的积极作用。

第二，性别差异。在世界范围内，女性比男性更长寿。原因在于女性具有较强的自理能力、愿意积极求医、获得的社会支持更多。而且从生物学的角度讲，男性比女性更加脆弱。疾病的产生还导致寿命差异增大，原因包括：①吸烟与喝酒，男性长期吸烟与喝酒，导致其心脏病和肺癌死亡的数量增多；②医疗技术的进步使女性分娩的危险降低等。

第三，地区差异。地区差异出现的原因包括：①不同地区的社会经济条件、卫生医疗水平不同；②体质、遗传因素和生活条件等差异。

（四）生理变化

延长寿命是指人类可以控制自身生命的长度和生活质量。生理变化伴随着衰老，人类表现出一些典型的生理变化，这些变化即使对于非专业的观察者也一目了然。老年人的皮肤苍白，出现各种老年斑，缺乏弹性；若随脂肪和肌肉的萎缩，皮肤布满皱纹；腿部静脉曲张变得更加普遍；头发变白变少，体毛稀疏。

由于脊柱椎骨凸起萎缩，老年人的身高变矮。骨骼变薄可以引起颈椎后面的"老年驼峰"，患有骨质疏松症的妇女更加明显。另外，骨骼化学成分的改变增加了骨折的风险性。一些肉眼看不见的变化会影响内部器官和身体系统、大脑以及感觉、动作和性功能。

1. 器官和身体组织的老化

器官和组织功能的变化在个体内和个体间均具有高度的多样性。一些机体系统迅速衰退，而另一些则几乎没有变化。随着慢性压力，老化使人体的免疫功能降低，老年人更容易受呼吸传染病的影响，并且几乎是不可避免的。另外，消化系统的机能却相对较好，心率变得越来越慢，并且规律性降低。心脏周围的脂肪层不断堆积，进而影响心脏的功能，造成血压升高。

与身体健康有关的重要变化是备用容量的下降。在极端压力情况下，这些备用容量可以帮助身体系统的功能发挥到最大限度。随着年龄增长，备用水平逐渐下降，一些老年人不能再像从前一样，对于超负荷的身体需要做出回应[①]。

2. 大脑的老化

正常情况下，健康老年人大脑的变化通常是适度的；大脑功能变化的差异很小，但是不同个体之间却存在很大差异。30岁之后，大脑重量明显下降，速度先慢后快，到90岁时，大脑的重量下降达10%。大脑重量的下降是由于大脑皮层中神经元的丧失，大脑皮层是大脑负责大部分认知任务的区域。最新的

---

① 徐攀月.失独老人的舞蹈治疗 [D].南昌：江西财经大学，2016：10–35.

研究表明，脑重量下降的原因并不是神经元数量大范围的减少，而是神经元自身的萎缩造成一些连接组织如轴突、树突和突触的丧失。在前额叶皮层中，神经元的萎缩开始的最早，并且萎缩速度最快，前额叶皮层在人类记忆和高水平的认知功能中发挥重要作用。随着大脑重量的减轻，中枢神经系统逐渐变慢的问题开始凸显出来，进而影响到身体的协调性和认知活动。

大脑的变化并非全部是破坏性的。通过研究恒河猴的大脑皮层中负责学习和记忆功能脑区的细胞分裂发现，老化的大脑可以生长出新的神经元，而这曾经一度被认为是不可能的。在成年老鼠身上，这种新产生的恒河猴细胞可以发育成熟的功能性神经细胞。这些研究发现使科学家对寻找通过大脑自身的复原力治愈一些疾病充满了信心。

3. 感觉和心理运动功能

随着年龄增长，个体在感觉和运动功能上的差异逐渐显现出来。

（1）视觉和听觉。老人在深度知觉、颜色知觉、日常阅读、缝纫、购物和烹饪活动上存在困难。视敏度的下降造成老年人在阅读小字体或者浅色字体时存在困难。视觉问题可能会引发事故和灾难。社区居住的老年人口中大约1800万人在洗澡、穿衣和屋内行走方面存在困难，造成这种困难的部分原因是视力下降。

老年人的眼睛需要更亮的光线才能看清楚，它们对强光更加敏感，因此老年人在定位和识别交通信号上可能存在困难。对于这些视力下降的老年人来讲，开车非常危险，尤其是在晚上。轻微的视力问题可以通过以下方式得以缓解：戴眼镜、医疗、外科手术或者改善环境。

多数视力损害（包括失明）都是由白内障、老化相关性的黄斑退化、青光眼或者糖尿病视网膜病变（一种和年龄无关的综合性糖尿病）引起的。65岁以上的老年人中，半数以上患有白内障，眼睛晶状体中模糊不清或者不透光而最终引发视力模糊。

由老年性黄斑退化，使得视网膜的中央部位逐渐丧失快速区分细节的能力，这是引起老人视力下降的主要原因。临床个案实践表明，激光手术、光动力学治疗、抗氧化剂和锌的补充可以阻止视力的进一步恶化。

青光眼是由于眼内压增高造成视神经不可逆转的损害，如果放任不管将会导致失明。年龄越大,听力损伤越严重,听力丧失可能会让人对老年人产生误解,认为他们注意力不集中、心不在焉且易怒。此外,听力丧失往往会对患者及其配偶或伴侣的幸福感产生不利影响。同时,听力丧失还可能导致老年人记不住别人说过的话。

助听器对个体有帮助,但个体很难适应,因为它的原理是通过扩大背景噪音和人们要听的声音来实现的。

（2）力量、耐力、平衡感和反应时。从成年期到 70 岁,个体的力量会丧失 10% ~ 20%,70 岁后丧失更多。随着年龄增长,和身体健康其他方面相比（如灵活性）,行走耐力持续下降,尤其是在女性身上表现更加明显。自然老化、活动减少和疾病共同导致了肌肉力量的下降。老年群体中这些可塑性的证据尤其重要,因为老年人的肌肉萎缩,容易跌倒和骨折,并且在日常生活任务上需要帮助。反应变慢和错误的深度知觉也是平衡感丧失的原因。提高肌肉力量、平衡感和训练步伐速度可以预防跌倒和骨折,改善平衡感的锻炼可以恢复身体的控制和姿势的稳定性。中国传统的太极拳对于维持身体平衡、保持肌肉力量和提高有氧代谢能力尤其有效。

（3）睡眠。老人深度睡眠的时间也更加有限,并且由于身体问题或者在强光条件下,他们更容易惊醒。如果认为老年人的睡眠问题是正常的那就危险了,长期失眠,如果不进行治疗,将成为抑郁的前期征兆。

无论是否配合药物治疗,认知行为疗法（只在睡觉时待在床上,每天早晨定点起床,并且学习与睡眠需求有关的错误信念）都有长期的疗效。

二、老年人群的认知发展

（一）智力和加工能力

成年晚期,一些能力,比如心理加工速度和抽象推理能力可能会下降,但其他一些能力却表现出上升的趋势。尽管加工能力的变化可能反映了神经病理学上的变化,且存在很大的个体差异,但是功能下降并不是必然的,而且是可以预防的。

很多生理和心理因素可能导致老年人的智力被低估。视觉和听觉丧失可能使老人在测验指导语理解上存在困难。大多数智力测验上的时间限制对于老年人是相当困难的，如果给予充裕的时间，老年人的表现也许会更好。老年人可能预期自己在任务上表现不好，这将会成为自我实现的预言。除非这些测验用于应聘工作或者其他重要的用途，否则老年人缺少动机。

从成年初期到生命晚期，个体的日常问题解决能力是比较稳定的，直到生命晚期之后才开始下降。但由于日常问题解决能力的多数研究都是横断研究，关于它随年龄的变化趋势人们很难定论。而且大脑活动并不是整体减缓，只是在特定的任务和操作上有所减缓。

（二）记忆的变化

1. 记忆系统

记忆力衰退通常视为衰老的标志之一。通常可以将记忆系统分为：

第一，短时记忆。短时记忆研究者通常采用让参与者复述数字顺序的方式测量短时记忆，这个顺序可以是呈现的顺序（顺序数字广度），也可以是相反的顺序（倒序数字广度）。随年龄增长，顺序数字广度能力保持较好，但是倒序记忆广度则不然。

任务的复杂性是其中的关键因素。只需复述或者重复的任务，随年龄增长而下降得较少。需重组或精细化的任务，随年龄增长而下降得较大。如果让你将下列项目：创可贴、大象和报纸，根据形状按从小到大的顺序口头排列（创可贴、报纸和大象），必须回忆先前有关创可贴、报纸和大象的知识。因此，就需要更多的心理努力在头脑中保持额外的信息，占用更多有限的工作记忆容量。

第二，长时记忆。长时记忆信息加工研究者将长时记忆划分为三个主要的类别。①情景记忆。情景记忆即以时间和空间为坐标对个人亲身经历的、发生在一定时间和地点的事件（情景）的记忆。情景记忆是指记住过去某个时间、地点的特定事件。对情景记忆的知觉又称自主意识。②语义记忆。语义记忆如同心理百科全书，它包括历史事实、地理位置、社会风俗、文字意义以及类似的知识。语义记忆并不需要记住曾经学习某事物的时间和地点，因此，语义记忆随年龄增长下降得较少。事实上，词汇和语言规则的知识甚至随年龄增长而增加。③程序记忆。程序性记忆，是一种惯性记忆，也是非陈述性记忆，又称为内隐记忆，或技能记忆，是指如何做事情的记忆，包括对知觉技能，认知技能，运动技能的记忆。

2. 老人的记忆丧失假设

假设一：编码、存储和提取的问题。人们对新信息进行编码是为了更容易记忆。和年轻人相比，老年人在新信息编码上缺乏有效性和精确性。

假设二：个体的存储能力降低，以至于很难甚至无法提取信息。研究表明，年龄越大，越可能出现"存储失败"。但是，既然衰减记忆的痕迹可能被保留，那么，重构这些记忆或者至少迅速地再学习这些材料是可能的。

老年人的回忆能力比年轻人差，但是再认能力却和年轻人一样好，因为再认对提取系统的要求更低，但老年人搜寻记忆花费的时间要比年轻人长。神经学上的加工速度的下降，反映了中央神经系统功能的普遍下降，它是记忆能力随年龄丧失的根本原因。不同记忆系统依赖不同的大脑结构，因此，特定大脑结构的损害可能破坏与此相连的特定形式的记忆。老年人如果有需要的学习材料和学习方法，他们同样也可以学得很好。

第二节　老人心理社会发展

一、心理社会发展的理论分析

（一）社会情绪选择理论

人格、情绪及幸福感人格是对情绪和主观幸福感的一个强预测源。在许多方面都比社会关系和健康状况的预测力更强。有研究发现，消极情绪，如不安、无聊、孤独、不快、沮丧等会随着年龄增长而减少（尽管减少的速度在 60 岁以后会变慢）；同时，积极情绪，如兴奋、有趣、自豪及成就感，则倾向于在老年期维持稳定，或只是轻微地、逐渐地减弱。

社会情绪选择理论认为，随着年龄逐渐增大，个体会更自觉地寻找能够带来情绪满足的人或活动。另外，老人有更好的情绪调控能力，这也有助于解释为什么老人比年轻人更为积极快乐、消极情绪更少，即便有消极情绪也会很快消失。

情绪化、敏感、焦虑不安的人，随着年龄增长，他们的积极或消极感受都不会发生太大的变化。比起诸如年龄、种族、性别、收入、受教育水平以及婚姻状况等变量。

（二）脱离理论和活动理论

根据脱离理论，老化这一过程会自然地使人们的社会投入逐渐减少，自我关注显著增加；根据活动理论，老年人活动得越积极则会生活得越好。

脱离理论是最有影响力的老年学理论之一。该理论把对社会投入的脱离看作是老年的自然状况。该理论强调，生理机能的下降及对死亡临近的觉知会带来社会角色的收缩（工人角色、伴侣角色、父母角色等）。由于社会并没有为老年人提供新的有用角色，因此这种脱离是普遍共有的。脱离的过程，如荣格所提出的一样，通常伴随着内省以及情绪安定。

活动理论把活动与生活满意度联系起来。由于社会活动与社会角色紧密相关，因此角色缺失得越多——如退休、丧偶、子女离家以及身体虚弱——人们的满意度便越低。那些过得好的老年人维持着尽可能多的活动，并为缺失的角色寻找替代品。实际上，研究发现，生活中主要角色的缺失是幸福感及心理健康降低的风险因素。

连贯理论强调，人们需要在自己的过去与现在之间维持一种联系。从这个角度讲，活动的重要性并不在于它本身，而在于其所表现出来的生活方式的连贯性。对于经常参加活动的老年人而言，维持较高的活动水平也许很重要。许多退休老年人在追寻与以往相似的工作或休闲活动的过程中感到最快乐。具备多重角色的老年女性（如妻子、母亲、工作者、志愿者等）随着年龄的增长，更愿意继续她们在角色中的投入，并从中获益。另外，以往很少参加活动的老年人则在摇椅上会过得更好。

年龄增长会带来生理及认知功能上的显著变化，老年人可能因此需要照料，或者要对生活做出新的计划与安排。这时，来自家庭、朋友或者社区服务的支持能帮助他们把这种不连贯性最小化。因此，连贯理论认为应该让老人们离开养老机构回归社区，尽可能地帮助他们独立生活。

二、老年人群的人际关系

（一）老年人群人际关系的理论依据

第一，社会支持理论。社会支持理论指出，社会支持是由社会网络、社区、家庭和亲密伙伴所提供的、所感知的及实际的工具性或者表达性支持。社会支持网络是指"一组个人之间的接触，得以维持社会身份并且获得情绪支持、物质支援、服务和新的社会接触。"社会支持理论是社会工作的重要核心理论之一，社会支持理论启发社会工作者关注以三个相互关联的领域：个人能力、人和环境之间的关系、社会环境；两个实践：有意识的建立与运用社会支持网络。

第二，社会护航理论。该理论认为老年人会在其社会网络中确认出能够帮助自己的人，避开对他们不具支持性的人，以此来维持一定的社会支持水平。随着以往的同事和朋友不断去世，大多数老年人保留了一个稳固的内部交际圈作为"社会护航"。

第三，社会情绪选择理论。为老年人在社会关系中的变化提供了一些略微不同的解释。因为生命中剩下的时间越来越少，老年人会把时间用在能满足他们即时需求的人身上。一位大舞蹈者可能会为了获取所需的知识而忍受并不喜欢的老师；但一位老年人则不愿意把宝贵的时间花在那些会使其紧张的朋友身上。年轻人会花半个小时来了解他们想更深入了解的人，而老年人则倾向于与已是知交的朋友相处。

因此，尽管老年人可能没有年轻人那么广泛的社会网络，但他们却有着更为亲密的人际关系，并且在这些人际关系上获得更高的满意度。除了那些情绪不佳或认知受损的老年人，即便老年人社会联系的范围缩小，频次减少，但社会支持无论在质量上还是在数量上都不会受到影响。

（二）老年人群的社会联系

从生命早期开始，社会关系就与健康息息相关。事实上，社会关系能延长寿命。有广泛社会网络和频繁社会联系的老年人更不容易出现认知功能的下降。情感方面的支持能帮助老年人，尤其是高龄老年人，使其在面对诸如丧偶、丧子、病重或事故等压力和创伤的时候维持生活满意度。而积极的社会关系也能增强老年人的健康和幸福感，但冲突的社会关系则会产生更大的消极影响。

（1）多代家庭。老年人的家庭有其特点。从历史上看，不管多代家庭多么流行，都很少有超过三代的家庭。今天，发达国家的许多家庭出现四世甚至五世同堂的情况，一个人可能同时身兼祖父母和孙辈的身份。

如此多的家庭成员使家庭变得丰富多彩，但同时也会带来特殊的压力。不断增长的家庭人口通常意味着至少有一位长寿的老年人会患上多种慢性疾病，而这位老年人的照料者此时恰好在生理上和情绪上都感到枯竭。在实际中，许多女性一生花在照顾父母上的时间比花在照顾孩子上的时间还多。

（2）友谊。多数老年人都有亲密的朋友。像年轻人和中年人一样，朋友圈子更广的老年人会更健康快乐。能够向朋友吐露心声、谈论苦痛忧愁的人，对老年期的变化和危机能处理得更好，并可能更长寿。友谊对老年人特别重要，因为他们对生活的控制越来越少了。在友谊中获得的亲密感对老年人而言很重要，因为即使各种生理功能和其他功能都在丧失，他们也需要感觉到自己依然有价值、有渴望。

老年人更享受与朋友而不是与家人在一起的时间，因为通常在早年的生活中，友谊涉及更多的欢乐和休闲，而家庭关系涉及更多日常的需求和任务。朋友能够提供即时的享受，而家庭则提供情绪上的依靠和支持。友谊对老年人的幸福有积极的影响；但若家庭关系薄弱甚至缺失，那么这种缺失的消极影响也十分明显。

人们通常会在一些紧急事情上依靠邻居，在长期的义务上依靠亲戚，而朋友在某些时候能同时满足这两项功能。朋友即使不能代替配偶或伴侣，也能给予一定意义上的补偿。

第十章　舞动创编

作为一种表演艺术，舞者在音乐的伴奏下，用身体来完成各种动作，表达情感。不同的创编所表达的目的不同，达到的效果也不同。因此，舞动创编需要考虑诸多因素。本章对舞动创编思维、舞动创编语言与结构、混合表达艺术治疗、舞动的未来展望进行论述。

第一节　舞动创编思维

一、创作思维的出现

（一）舞蹈的局限性

创作思维产生于对人的意识局限性的觉醒。人们思想深处潜在的创造力是人类思维与其他灵长类动物思维相区别的显著特征，如果没有对人的意识局限性的认识，就不可能产生创作思维。创作思维的觉醒是在可能性与局限性之间的紧张冲突中产生的。如果没有对舞蹈局限性的认识，就不会有创作思维的觉醒。

因此，创作思维产生于自发性与局限性之间的冲突。在这个过程中，创作思维把自发性与局限性强行转变成为多种形式，这就是身体运动和舞蹈作品的基础。舞蹈创作应该将某种创作思维的冲动和对身体局限性的突破联系起来，正视舞蹈意识局限性的存在，使创作者对自发性和局限性的认识变得成熟起来，使创意不仅很有趣，而且很深刻，这是舞蹈作品中所呈现出来的有控制的超越，这种有控制的超越就是舞蹈家成功突破局限性的结果。

动作是舞蹈的本质属性，同时也是舞蹈创作思维的局限性所在，当人们在用动作进行思考的时候，舞蹈的局限性表现得最为明显。动作为创作舞蹈提供最基本的界限和框架，这是舞蹈作品最有意义的表现。

（二）创作思维的本质

创作是一项复杂的思维活动，具有多层次、多形式、多视角功能。创作思维是艺术思维的综合形式，是在艺术工作者的思维心理、思维形式和思维环境协调一致情况下产生的。

现代艺术思维的研究结果表明，思维的丰富性为从事艺术工作的人们创作活动奠定了基础，但并非所有艺术思维结果都表现为创作。保守性思维就是如此，从思维心理和思维过程的本质看，它一般不产生新的质；从思维结果看，它是艺术活动正常思维的再现和重复；从思维形式上看，保守性思维一般没有直觉、想象、幻想之类的非逻辑思维参与，也没有灵感的突发。创作思维则不同，无论是原创性艺术作品，还是改编的艺术作品，其结果都是将一种具有突破性的新的艺术形式和艺术形象展现在人们面前。因此，创作思维在本质上是创造性的。

二、舞蹈创作思维特性分析

（一）舞蹈创作思维要素比较

1. 动作思维、舞蹈思维

动作思维是以单纯的动作学习、创造、组合、变化为内容的思维方式，是较为局部、微观的舞蹈意识活动。舞蹈思维是以动作思维为基础，把舞蹈特性作为艺术思维活动的出发点的思维方式，包括所有舞蹈体验、舞蹈创作、舞蹈表演、舞蹈欣赏和其他相关舞蹈的活动，是较为全局、宏观地运用舞蹈艺术规律进行思考的意识活动。

2. 舞蹈创造性思维、创新思维与创意思维

舞蹈创造性思维贯穿于整个舞蹈活动中，表现在创作、表演、理论研究等

所有与舞蹈艺术有关的活动中，是范围最大的概念。舞蹈创作思维隶属于创造性思维，是指舞者为创作某一个（部）作品所进行的思维活动，是创造性思维在舞蹈创作活动中的运用。

舞蹈创新思维可以作为与舞蹈创造性思维同一层级的"种概念"来运用，在这个层面上，它的外延大于创作思维；它亦可以是特指创作思维中某一个创新点的思维活动，在这个层面上，它的外延小于创作思维[①]。

舞蹈创意思维可以是与舞蹈创作思维同一级的思维概念，创作即创意，创意即创作，二者没有本质的区别，但在习惯上，创作专指艺术创造活动，而创意专指新兴产业中对某一产品的创造发明。舞蹈创意思维是专指舞蹈创作中，是否出现了使作品具有某种意境或意味的思维，这里，它的外延要小于舞蹈创作思维。

（二）舞蹈创作思维主要内容

舞蹈创作思维的原理：根据艺术思维发展规律和舞蹈创作行为特点总结出来，用以指导舞蹈创作活动的带有普遍意义的理论，是舞蹈创作思维技法产生和发展的基础。

舞蹈创作思维的技法：舞蹈创作思维方法、经验和技巧的总和，它是舞蹈创作思维原理具体运用的结果，是促进舞蹈创作思维活动完成的具体方法和实施技巧。

舞蹈创作思维的原则：舞蹈者进行创作思维活动所依据的法则和判断创作思维构成的标准。如舞蹈创作思维活动要遵循人类发展进步原则、社会伦理道德原则、舞蹈艺术审美原则、舞蹈表演环境原则等。

舞蹈创作思维的步骤包括：创意、历练、凝结。创意对主题开掘，作品立意而言；历练对运用技法，组织语言而言；凝结对设计情节，铺陈结构而言。三个步骤不是直线运行，而是相互影响，相互渗透，回旋式进行的。

舞蹈创作思维的环境：舞蹈创作活动是人类的行为，自然也要受到人的思维水平和各种外部环境的影响。这些外部环境包括：政治环境、经济环境、自然环境和社会环境，社会环境还包括民族的、民俗的、文化的、教育的环境等。

---

① 　何群.舞蹈动作与创作思维 [M].北京：中国戏剧出版社，2011.

这些环境有的是作为社会大的背景存在，间接地影响着创作作品的产生；有的环境作为艺术家创作情感、创作冲动、创作追求的动因，与艺术作品的产生有着更为直接的关系。

（三）舞蹈创作思维特点

1. 个性化思维

艺术个性是艺术家在创作活动中表现出来的独特个人风貌。创作者用不同于他人的眼光、态度、情感的思维方式找到一种人们想表达但又无法用动作语言表达的东西，而这种东西恰恰是用动觉形象反映或表现出来的，这就是个性化思维。

在动觉形象的个性化思维上，每个舞蹈者与众不同的东西都是其自身本质的反映，由于生活经验、性格特点、受教育程度和自身能力的限制，每个人本质的表现会有很大的差异。按照这种情况，采取相应的措施加以引导，具体方法如下。

第一，扩大生活范围，加强情感体验。思维的习惯性局限来自对生活观察和情感体验的局限。大多数人总是偏爱去观察那些人们日常生活中比较关心的人和事，这些人和事虽然与自己生活有一定的关联，但这种视角在客观上却缩小了人们观察生活，获得各种信息的范围。

第二，转换观察点，避免与他人雷同。世界上的奇峰异景常常都不在普通的去处，而是在人迹罕至的地方，各种人像、物像你可以静止看，也可以流动看；可以实着看，也可以虚着看。

2. 动觉形象思维

舞蹈是动觉艺术，知道这个道理并不等于能养成这种思维习惯。凡有过舞蹈表演或者创作经验的人，只要细心想一想，都会有这样的体会：舞蹈中的任何情感冲动都可以用某种动觉形象来表现，而任何一种动觉形象，也都蕴含着某种情感因素。舞蹈创作思维训练的首要任务应该是引导人们体验生活、捕捉形象、丰富记忆中的各种动作表象。

由于年复一年、日复一日的学习、训练，人们对周围的很多人、很多事都习以为常，没有了新鲜感，也忘记了生活处处都存在美。因此，除了赏析大量的优秀舞蹈作品之外，对创作者而言，还要更多地深入生活，体验生活，丰富自己对各种形象的积累，善于去发现生活中的美。

发现美的关键之处在于要始终怀有"艺术之心"，对舞蹈者而言，就是要养成舞蹈动觉思维的习惯，要善于把自己的情感以一种动的方式融入所见的物象中去。人们不妨从简单的方法做起，先观察、比较人们身边的某几个人，或生活环境中的几棵小草、几枝花朵等常见形象，去感受它们的各种造型和运动的可能性。创作的精髓重在感受和体验，应更多地让自己去领悟。

3. 动觉形象转化

一种动觉形象能够转化为另一种动觉形象，这种转化因个人的舞蹈创作经验和素材积累而不同，并不是人人都能实现很好的转化。只有经过训练的，有丰富动觉经验，且又有许多动作形象积累的舞蹈者才能把它们表现出来。这里，一般观众缺少的不是动觉思维意识，而是动觉转化能力。

通过对各类舞蹈作品深入分析，就会发现许多舞蹈形象之间都具有某种共同规律，也就是说，人们完全可以掌握某种思维规律和动作方法，再造出新的动作形象，以丰富和提高舞蹈创作思维的广度与深度。

充分考虑舞蹈者对不同舞蹈种类的喜好，并且有意识地把这种喜好转化为相应的动觉艺术形象，就能开启舞蹈者舞蹈创作思维的大门。舞蹈创作思维是看动觉思维和动作形象是否具有创造性、艺术性，是否能够准确反映出自身的情感和个性，如果是这样，创作思维就是丰富、充实的，所有的创作行为也一定是饱满、健康的，创作之路也一定是五彩缤纷的。

4. 突发灵感

舞蹈创作思维不仅仅是要扩大创作者内心某种潜在意识的能力，而且是要突破某种知觉的能力。创造性思维体验带来的不仅仅是毁灭，更多的是获得某种灵感的惊异和喜悦。这也正是体验带给人们的满足感。当人们在进行创作思维的时候，无关紧要的事物会变得暗淡无光，知觉会变得不那么敏锐，而人们所关注的事情却会变得生动起来，这样就形成了意识的"残缺结构"。当这种"残缺结构"逐渐积累强烈到让人心醉神迷的程度，灵感就产生了，这也可以称之为创作思维的突破。

创作思维是意识的深刻维度，当这种体验促使人们对周围的世界产生敏锐的知觉时，思维意识、思维能力也就得到了提高。创作思维不是漫无目的，相反，它从一开始就与人们有目的参与和投入呈正相关。也许，正是有了这些具有"残缺结构"的意识的参与和投入，才促成了灵感的爆发。

创作思维在紧张与放松之间发生转换时效果最佳。创作思维体验只有在紧张、专注的意识得到放松的时候才会进入最佳状态，而创作思维的突破也只有在紧张、专注的工作与放松的交替转换中才能出现。

三、创作思维的主体与客体分析

（一）创作思维的主体分析

创作思维由四个要素构成：思维主体、思维客体、思维过程和思维结果。思维主体是创作者，客体是作品反映的对象，思维过程是为了塑造鲜明可感的艺术形象进行的一系列思维活动，是搭建人和作品的桥梁，思维结果是最终创作出来的艺术作品。这里，作品的概念内涵大于人们看得见的艺术形象范围，它还包括新的思维方式、新的创作理念等。

创作思维二属性是指创作思维主体在整个思维过程中体现出来的时代性和系统性。时代性指处于某一时代的创作者以这一时代的政治、经济、军事、文化、教育、民风民情、社会变革等为创作思维的内容，并且在个性化思维中反映出时代的共性特征。

思维的系统性特征是系统观点在创作思维中的体现和运用，是创作者把创作主体、客体和创作背景、环境等因素作为一个系统来加以考虑的思维特征。

1. 创作主体思维的基本原则

第一，整体性原则。就是要求创作者在寻找题材、挖掘主题、塑造形象的过程中，从系统整体出发，从艺术作品各组成要素及其关系中寻求统领全局的本质规律。

第二，结构性原则。结构是普遍存在于文艺作品中的重要属性。从系统的观点看，结构是作品的一个大的系统，在这个大的系统里，还有若干小的系统和要素，它们共同形成作品的结构。如果没有结构作为"骨架"来支撑，作品只能是支离破碎的，不能形成完整的统一体。

第三，层次性原则。创作思维是有层次的。在创作的不同时间段，创作者思考的内容是不同的。客观事物本身是按照一定的秩序规则依次排列的，具有很强的层次性特点。编导在思维中注意不同层次的不同作用以及它们之间相互依存、相互制约的关系，是创作者进行思维的重要原则。

第四，相关性原则。虽然从思维的内容看，创作者对表现对象可以天南海北、无拘无束地展开想象，想怎么发散就怎么发散，但对于具体的创作内容和对象，创作者思考的东西则一定是有关联的，只有在有关联思维的前提下，才能对创作者所想要表现的对象进行深刻揭示。

2. 创作主体思维的基本能力

（1）理解能力。理解能力是舞蹈创作者重要的能力之一，是形成艺术涵养、艺术品味和创作个性重要的基础素质。创作者的艺术涵养和基本品质主要体现在对艺术有深刻的理解，能透彻领悟艺术的内涵，把握其实质，并能在艺术实践中探究艺术作品的创作规律。扩大和加深对各类艺术作品的理解，增强理解思维能力，是提升舞蹈创作能力的重要途径。

从事舞蹈创作首先必须对艺术有深刻的理解，因为艺术是人类对世界进行形象的、情感的、总体的把握，是人类试图掌握情感世界以影响现实和未来的一种努力，也是人类试图从自然界、人类社会取得更大自由的一种行为方式。纵观世界艺术的发展历程，大凡在艺术上有杰出成就的人，必定是对艺术有深刻理解的人。事实证明，对艺术理解得越深刻，对后人的影响就越深刻，对社会发展的影响也就越久远。对艺术的理解关键是对艺术内涵及其哲学意义的理解。人们都有这样的体会，关心艺术发展的每一个舞蹈者，特别是每一个舞蹈创作者，都深刻地意识到自己的工作是同艺术思维紧密地交织在一起的，如果对艺术的历史和当前艺术的现象没有充分的认识和了解，他的工作就很有可能是无效的。

对艺术内涵的理解包括理解艺术本质、艺术精神、艺术结构、艺术假设、艺术理论、艺术赏析、艺术方法、艺术实践等与艺术活动相关的内在结构与规律，就是对艺术创作过程与方法的了解。在当前的舞蹈创作与演出活动中，让公众理解舞蹈、关注舞蹈，参与各种形式的舞蹈活动，使舞蹈的影响力不断扩大，使更多的人在舞蹈活动中获得生活的感悟和艺术的熏陶。

（2）再现能力。舞蹈创作思维的再现能力是舞蹈编导的最基本能力，它是舞蹈编导在观察生活中，能够在脑海里重现创作对象的能力，同时也是观众在欣赏舞蹈的过程中，能够重现作品塑造的各种具体形象的能力。当然，这种再现不是复现客观对象的原始形态，而是综合了主体对客体各种特征的表象，它是舞蹈创作和欣赏的基础。创作者在再现客观对象的过程中，融入自己的情感，去除那些琐碎的、无关紧要的"杂质"，使形象更集中、更典型，使这种再现达到真正情感化、艺术化的再现，而不是简单的、机械的重现。

（3）直觉顿悟能力。直觉是一种思维方式，这种思维和能力不是分析的，而是综合的。它的出现，可能是无意识的，可能是突如其来的。直觉包括感性直觉、理性直觉，科学直觉、艺术直觉等不同的方面，但它们在本质上都具有直接性、非自觉性、预感性、情感倾向性等本质属性。在美感经验中，心所以接物者是直觉，而不是知觉和概念；物所以呈现于心者是它的形象本身，而不是与它有关的事项，如实质、成因、效用、价值等意义。美感的境界往往是梦境，是幻境。因此，美感经验就是形象的直觉。

舞蹈创作中的灵感思维是以形象思维和抽象思维为基础的思维活动，是思维的一种不自觉的飞跃和升华，体现着舞蹈编导的创作才能。灵感思维是艺术家才气与智慧的蓦然迸发，具有突发性、偶然性、亢奋性、直觉性、模糊性、独创性和非自觉性的特征。非自觉性是指一个人不能够清晰地意识到自己行动的目的和意义，而且也不能主动地支配自己的行动去服从某种既定的目的。艺术灵感的非自觉性表现在三个方面。①缺乏明确的目的。艺术灵感不是艺术家带着某种既定的目的去寻觅捕捉到的，而往往是在无意中突然爆发的，是无意得之。②灵感何时来临艺术家无法预料。③灵感袭来时艺术家不能自觉地控制自己。

舞蹈直觉顿悟是舞性思维结构的最高层次，舞蹈直觉顿悟能力则相应地成为舞性思维能力结构的"塔尖"，有着独立的品格，舞蹈直觉顿悟能力常常和动作想象能力、审美联想能力和直觉思维能力结合，表现为一种超凡脱俗的、高质量的舞性思维能力。可以说，舞蹈直觉顿悟既是由直觉思维、审美联想、动作想象的最佳状态组成的独立舞性思维层次，又是分散渗透在其他层次中，成为整体结构中的特异形态。舞蹈直觉顿悟能力也是一样，它既可以是独立的，也可以分散在其他能力中，成为舞性思维能力结构的有机组成部分。这说明：舞蹈直觉顿悟能力，是在舞性思维能力结构其他层次的基础上形成的，是共同培养的结晶；而舞蹈顿悟能力又提升着其他舞性思维能力的品质，从而与客观世界形成更好的对应。

舞蹈直觉顿悟能力的特质，表现为直觉思维、审美联想、动作想象的高速度性和高质量性，这对于创作舞蹈思维阈的形成和发挥作用是不可或缺的。由于舞蹈直觉顿悟能力在直觉思维、审美联想和动作想象各个方面都可以培养，甚至达到较高程度。这样，连绵的、流动的、广博深远的舞蹈思维域也就产生了。以舞蹈直觉顿悟为顶层的舞性思维结构，综合把握了舞蹈艺术的形、神、情、韵、美在创作中的充分融会，形成了层次丰富、意境深远、韵味横溢的舞蹈思维阈。

（4）形象思维能力。舞蹈创作中的形象思维要求舞蹈者对各种直观形象、动作图式、生活表象等进行情感的、联想的和想象的处理，从而形成新的典型形象。舞蹈形象思维虽然也是从生动、较模糊的动作表象开始的，但它不是像抽象思维那样达到越来越稀薄的抽象，而是对表象进行选择、综合、提炼、升华，创造出比表象更集中、更鲜明、更典型、更感人的新形象，并以新的形象进行思考。

（5）抽象思维能力。抽象思维是运用概念、判断进行推理的思维形式，反映了人们以抽象的、间接的、概括的方式认识客观世界的能力。舞蹈者视觉形象丰富，联想广泛，把握客观事物形象特征的能力比较强。从生理学和职业的特点而言运动机能和把握视觉形象的能力增强较快，右脑较为发达。但是他们分析、比较、判断、推理，抽象逻辑思维的能力较低。

舞蹈编导专业要求舞蹈者具有较高的综合思维能力，不仅需要形象思维能力，还必须具备抽象思维能力。因为在创作领域，编导不仅要从人物和环境的形象方面去表现人物的姿态和风度，更主要的还要用抽象思维去表达人物性格、气质和思想感情，使之更加概括化、集中化、典型化。尽管形象思维在审美活动中发挥着重要作用，但也不可忽视概念和抽象思维在审美活动中的积极作用。因为艺术的创作过程都要受一定思想的支配，无论主题的确立、艺术形象的塑造、情节的安排、人物的心理分析等都和运用概念、判断、推理的抽象思维分不开。

（6）想象能力。思想或观念是关于某种事物的心理上的印象，而不是实际上的存在，思维则是这类印象的连续。舞蹈创作中的想象，有主动与被动之分。

主动的想象是创作者有意识的选择和营造作品所需要的各种自然物象、人物形象、故事情节、矛盾冲突等景象；被动的想象是在身心放松的情况下，让自然的、社会的各种物象、人像、景象进入脑海中。这两种方式是创作思维重要的组成部分，对舞蹈创作构思具有不可替代的作用。

（7）综合思维能力。舞蹈创作是一项复杂的脑力劳动和精神活动，每完成一次创作工作，都需要多种思维方式综合运用，而不是简单地运用一种、两种思维方式，前面所讲思维方式，在一次创作思维活动中可能都会运用到。就以形象思维和抽象思维的运用而言，在人的整体思维活动过程中，常常是人们自觉或不自觉地按照抽象思维将"形象"概念化，或按照形象思维将"概念"形象化，各种思维形式以交织融合、分化、重组的方式出现，构成了人的完整思维运动。

（二）创作思维的客体特性分析

创作思维的客体就是作品反映的对象，主要指思维主体在创作实践活动中所涉及的客观对象，是创作者思维目标、思维视野和思维能力所涉及的客观内容。它的基本特性：

第一，广阔性。创作表现的客观对象可以大到宇宙洪荒，小到原子微粒；可以古今中外，天南地北；物质的、精神的、存在的、虚幻的都可以成为创作思维的客体。

第二，整体性。在没有形成一定方向与目标的时候，思维的客体是广阔的、分散的，当某一创作题材、主题、人物、情节和表现内容确定以后，思维客体就自然而然地成为一个整体了。为了有利于对表现对象进行整体性把握，思维主体最好运用发散思维，就是对思维客体从多方位、多角度、多侧面进行思考，明确其社会背景，营造特定的氛围，确立各种人物关系。只有将思维客体的诸多问题进行综合思维，才能使作品所要表现的对象成为创作主体思维活动中的客观整体，才能从整体上塑造好、把握住思维客体。

第三，类别性。根据不同的标准，人们可以把思维客体分为不同类别中不同的层次。从主观世界和客观世界划分，思维客体可分为自然客体、社会客体、知识客体、信息客体、精神客体；从时间流程划分，思维客体可分为历史客体、现实客体、未来客体；从空间范围划分，思维客体可分为主观客体、客观客体、微观客体。

第四，可塑性。可塑性是指创作者选择的表现对象是否具备艺术化处理的属性。对舞蹈创作而言，可塑性就是指思维客体的可舞性，这也是思维客体的可选择性特征。随着欣赏观念的改变和现代创作手法的出现，越来越多在过去看来不可舞、或可舞性较差的事物，现在也可以舞动起来了。

四、创作思维与舞蹈动作联系

从艺术发生学的角度看，动作显然与人类意识发展有着紧密的关系，它虽然不是早期人类意识发展的先决条件，但却对人类意识的历史发展起到了推波助澜的重要作用。舞蹈创作思维作为人类思维的高级形式，人们无法从动物性的低等思维中找到这种特定的相互依存的关系。

（一）创作思维具有能量性特点

从物理学角度讲，世界是由各种能量构成的统一体，舞蹈也不例外。如果以是否可舞的角度进行区分的话，现实的物体可被分为两大类：①软性物质。软性物质如手绢、丝带、人体和那些较为轻巧的物件，一般宜于舞蹈。②硬性物质。硬性物质如钢铁、石头和那些较为笨重的物体，一般不宜于舞蹈。

精神和物质也是一对能量体，相比较而言，精神是更易于舞蹈，更易于变化的一种能量。在舞蹈创作中，动作与表达，情感与理智是一对矛盾体，许多创作由于不能恰到好处地处理这对矛盾，而使作品留下遗憾或者流产。因此，在舞蹈进入实质性编创阶段之前的艺术思维活动就显得异常重要。

舞蹈创作行为并不因为你有了初步的创作想法而自动出现，它还必须经过进一步深入的寻找、挖掘、提炼和酝酿准备，并且随时推翻已有的，甚至是较为深刻的想法。初学创作的人可能都有这样的体会，由于没有在创作思维层面进行充分的准备，对自己所要表现的事物无从下手，感情堆积得很深，表现手段却运用得很浅，很多好的想法无法生动、形象地表现出来。所以，只有当人们对创作思维有了足够的学习与运用，创作过程中的许多障碍才能轻松、顺利地得到清除。如此，人们也才能在更为广阔的创作空间里建立自己的舞蹈理想。

（二）动作是舞蹈创作思维的核心与物质载体

动作与思维两者紧密联系，不可分离。舞蹈思维是人们进行舞蹈活动时大脑的一种机能反应，动作是它的内容，也是它的核心。动作是在一定的时空中通过人的身体呈现出来的流动的形体姿态，如果不受思维的组织和控制，则不能作为艺术形态成为舞蹈作品的组成部分。另外，舞蹈思维必须依赖一定的物质外壳，也就是必须在动作的基础上进行，否则就像一台没有原材料的机器，无法进行生产加工一样。因此，舞蹈思维是与动作直接联系的，动作在舞蹈思维控制下被识别、选择、分解、重构，成为舞蹈语言进入作品，舞蹈思维只有在动作的基础上才能够产生和存在。

（三）舞蹈创作的思维转化

在生活中，舞蹈者通过眼看、耳听，联想、直觉和身体动作体验，对客观世界产生了感觉。感觉就是人对物体个别属性，比如形状的大小、颜色的深浅、气味的浓淡、声音的强弱，时间的长短、空间的宽窄等的反映。舞蹈创作不仅要反映事物的个别属性、社会的个别现象，还要反映事物的整体属性和社会的全貌，这是知觉。知觉就是人们对整个事物和社会全貌的认识。

舞蹈者在接触自然界和社会上形形色色的人态、事态中会对它采取一定的态度，如喜爱和厌恶，平静和激动，勇敢和恐惧等，这是情绪和情感。舞蹈者在追求自己艺术理想的过程中要完成很多工作，需要一定内在的力量来驱使。

研究舞蹈创作思维内化动作向外化动作的联结和转化，从而进入研究创作者创作动机和个性化的层面，不是直接可以观察到的，这给人们的研究带来了困难。正因为如此，这项工作带给人们的极具创造性和挑战性的欣慰感又是无与伦比的。在思维与动作复杂的、易变的关系中，虽然二者各自有许多独立发展的趋势和领域，但它们相互促进、互为因果的关系却是永恒的，这就是：舞蹈创作思维通过动作而产生，如果没有动作，思维只是一种虚空；舞蹈动作通过思维而获得灵性，如果没有思维的注入，动作只是人体在空间的移动而已。

总之，创作思维是一种综合的、动态的复合型思维，它与动作的关系就像是超人在时光隧道中穿行，可以来去自由。从远古到现代，从现在到将来，从思想深处的动作内化，到动作图式的外部表现，无不体现着无限往复的螺旋式多样发展。

第二节　舞动创编语言与结构

一、舞动创编语言

舞蹈语言作为一种语言现象，同人类社会其他语言有着共同的特点，又有着自己鲜明独特的个性。舞蹈是艺术门类中的一种，是一门具有鲜明个性的、独立性很强的艺术品种。人们衡量一个艺术品种的独立性程度，首要条件是语言表达体系的完整性。完整性是指这种语言的发生来源、符号体系直美学特征等，这些方面具有独立存在的价值而不为其他艺术语言所替代或依赖，就具有了语言表达体系的相对完整性①。舞蹈家们对舞蹈动作向来很重视，对舞蹈语言的表现功能也有着相当程度的信任。但远没有认识到舞蹈语言的博大精深，没有认识到舞蹈语言其实是非常有趣的科研对象。

（一）舞蹈语言的产生

舞蹈语言的发生基础，来自人类早期的身态语。在原始时代，当人类的口头语言还处于粗朴形态时，"人"为了生存，为了与自然搏斗，他们以简单的身态表情为交流手段，沟通情况。同时，也用身态语言来沟通情感，表达关切。

随着人类的进步，脑髓的发展，意识的发生，口语能力也大大提高了，而口语能力的提高又使人的抽象能力、推理能力得到发展。渐渐地，身态语在人际交往中降为辅助性手段，身态语所具有的特殊表情、表意功能逐渐被人们忽视，或被"转意"。例如"转意"手的动作，陌生人见面时，张开手掌，让对方看到手中没有害人的武器，以示友好；现代社会，握手已转意为一种礼节，一种情感交流动作，握手时间的长短、强弱所传递的情感同双方情感的密切程度成正比。

尽管有些身态语已被转意或在人际交往中降为辅助性手段，但身态语传情达意仍具有特别的作用。它是人类祖先留给人类的一种传递方式。现代社会，

---

① 胡尔岩．舞蹈创作心理学 [M]．上海：上海音乐出版社，2016.

身态语在人际交往中的作用降为辅助手段，但在表演艺术中仍有着重要的作用，特别是在舞蹈艺术中。人类早期身态语的表情达意功能得到了令人惊奇的发展和美妙的升华，发展成一门令多少舞蹈家为之奋斗终生的独立性艺术品类。舞蹈家是人类早期身态语最忠实的继承者、发展者、升华者、创造者。正由于舞蹈语言的材料，提炼于人的日常生活的身态语，舞蹈语言才能跨过地区、民族与国界，成为人类共同理解的"世界语"。

（二）舞蹈语言的心理分析

人的心理活动和内在情感是舞蹈艺术得天独厚的表现领域。舞蹈的表现内容，如果缺少了人的心理内容如情感、意识、思想、性格、意志等，便失去了舞蹈艺术的存在价值。舞蹈动作属于人体符号体系，而这种人体符号体系在舞蹈中经舞蹈编创家的创造，便成为最具人性的符号体系了。舞蹈艺术把人类所理解的情、形关系高度强化，或重新组织或给予变形，形成艺术表现形式。

由于人具有的这种独特本领，才使舞蹈创作者、舞蹈欣赏者均更加乐意去表现、去观赏那些只能意会、不可言传的情感内容和作品意境。人有了接受舞蹈语言的心理基础，便大大地促成了低级的身态语向高级的艺术语言——舞蹈的转化与升华。

舞蹈编创者由于长期的专业训练积淀而成的专业意识，他们"类比机能"的表现特点自有其鲜明的专业特征。在舞蹈语言的编创中，从素材的选择到语言的形成，对于"动作情绪类型"的感觉十分敏锐。所谓"动作情绪类型"是指不同的动作符号所传递的不同情绪内容，表现"悲哀"或"欢快"的情绪内容，自有其相应的传递符号。不同情绪类型的动作各有其相应的心理归属。编创者一经确定了某种情绪内容之后，便会从思维材料的仓库储存中，提取相应的素材。

日常生活中人与人之间的交往，特别是关系密切的亲人、朋友，不需要过多语言，举手投足、展眉动眼、甚至背影都能传递和了解口头语言所难以表达的微妙情绪。舞蹈语言是在此基础上的夸张、强化、规范化和艺术化。

（三）舞蹈语言的层级性特征

舞蹈语言是一个大概念，它包括动作、舞句、舞段三个层级。所谓三个层级，首先是指创作过程中的思维活动的"级"，其次是指思维结果美学价值的"级"，再次是指呈现于观众视觉接收器时，美感冲击力的"级"，这三个"级"是由初级向高级发展，不同的级有不同"质"的审美层面，所以形成了舞蹈语言这个大概念中的层级性。

1. 动作层级

动作在舞蹈语言中属于基础级，它是构成舞蹈语言的基础材料。没有动作构不成舞蹈语言，犹如没有材料盖不起高楼大厦一样。虽然动作是构成语言的基本单位，但语言并非动作相加的组合。为了深入掌握基本材料的性能，对"动作"这个基础级的单位还须进行剖析。每个动作由四个基本元素组成，内容如下。

（1）动态：动态即动作的姿态。它包括静止的姿态、流动的姿态、舞步等。动态是使动作具有可视性的物质现象，是使动作具有空间属性的重要元素。

（2）动速：动速即动作的节奏、速度。动速是使动作具有流动感的基本因素，是使动作具有时间属性的重要元素，是使舞蹈作品在连绵不断的流动中展示内容、表现人物情感的保证。当人们谈到一部艺术作品的节奏时，是指作品的内容及形式的起伏跌宕，在起伏跌宕中感受到整部作品的节奏性。这里作为舞蹈动作元素之一的节奏，是指一个动作在运动过程中所含有的时间长短及节奏类型。

（3）动律：动律即动作空间走向、时间流动疾缓的内在规范。这个元素能使动作在空间走向、时间流动中构成一种形式美感及流动韵味。因此，它既有动作在运动过程中的时间属性，又有在流动中展现内容的空间属性，是构成动作风格特点的重要元素。

（4）动力：是动作的力度。动作的力度有两层含义：一是指动作力度与情感强度的统一，形成一种情感倾向。同样一个举手拍对方的动作，狠狠拍下和轻轻抚摸是完全不同的两种情绪。力度是构成动作情感倾向的重要元素。二是指动作在运动中的"力效"，如力点的爆发，力点的转移、力点的延伸等。

人们掌握了这些元素的性能之后，便可根据表现内容的需要，将这些元素发展、变化、重组以构成新的动作，并以这个新的动作为母体动作或叫核心动作，发展成新的动作系列。以往，人们认为到动作这一层级已是到了不可分解的最小单位。编舞时，选中了某种性质的原始素材，便在原始素材这个层级上编创语言，语言的风格特点同素材风格特点直接相关，素材的风格特点对语言风格特点的限制性很强。这就会出现因素材风格特点而限制人的创造力的现象。

2. 舞句层级

从动作到舞句，既有形式上的升级，也有意义上的升级。舞句是根据一定的创作意图、一定的情感倾向、按照一定的形式逻辑把单一的动作进行编织的有意创造，具有相对独立的内涵与形式条件。虽然，每一个孤立的动作也具有独立存在的条件，但在单一动作层次上的所谓独立，更多地是指它具有形式美的欣赏价值。到了舞句这个层级，所谓的独立性应具备三个条件：形式相对完整与独立；有较强的射意性；在不附加其他手段的前提下"射出"某种含义，唤起观赏者的视觉"回应"及心理联想。具备了这样一些条件后的所谓独立性，同动作层级的独立性相比较，在"层"与"级"上都有了明显的上升。创作者的思维活动的层次性、思维活动的"质"与"量"也有了明显的提升。因此，动作与舞句是不同的"层"、不同的"级"。

3. 舞段层级

舞段是作品的具体构成。一部作品由若干舞段组成，特别是舞剧作品，由独舞、双人舞、群舞情景性舞段、场面性舞段等，不同性质、不同表现作用的舞段共同去体现作品的主题及对人物的塑造。舞段具备了语言的基本条件，如表达情意、借喻暗示、射出意义、唤起回应、引发联想、沟通共鸣以及形式美的欣赏等。当人们评价一部作品时，所涉及的实际对象是由舞段所塑造的舞蹈形象，而不是大而化之的所谓"作品"。

不同性质的舞段在作品中有不同的作用，因为它们各有不同的表现功能。尽管不同的编创者有其不同的编创特点和编创风格，在结构作品的舞段安排时有各自的思维特点，但是，不同舞段的不同作用是实际存在的，至于编创者是否在某部作品中将各种不同表现功能的舞段汇集在一起，那是因题材和编创者个人创作特点而定的。

不同表现功能的舞段汇集于一部作品，各个舞段既有不可替代的价值，又能将别的舞段衬托得突出新颖，从而共同完成主题的表达及人物的塑造。不同性质的舞段在一部作品中的常见功能如下。

（1）描写性功能。这种舞段的作用一般是介绍环境，渲染气氛，点出矛盾。

（2）戏剧性功能。这种舞段的作用一般是推动剧情的发展，表现矛盾的激化或为人物命运做结论。

（3）抒情性功能。这种舞段的作用一般是抒发人物内心感情，揭示人物的性格，剖析人物的灵魂。抒情，是舞蹈语言的主要功能，几乎每部作品都有抒情性舞段。

（4）模糊性功能。舞段的模糊功能有两种含义：①动作、舞句、舞段之间的层级性没有刻板的界限，是一种浑然一体的模糊关系；②舞段的多种功能之间也没有刻板的界限，同样是一种浑然一体的模糊关系。动作、舞句、舞段之间模糊性的关键，是看动作、舞句、舞段是否具备了作为语言状态所应具备的传情达意、借喻暗示、射出意义、引起回应、沟通共鸣等条件，而不在于时间的长度和动作的量度。

动作、舞句、舞段之间的层级性与模糊性，各种不同表现功能舞段之间的个性与模糊性的巧妙把握。关键在"度"的把握。"度"是舞蹈创作中一个重要美学原则，恰到好处、准确适度地强调个性或强调模糊，在于编创者临时审视中调整把握，"过"或"不及"都是美学上的失误。

（四）舞蹈语言的美学要求

舞蹈语言美学要求的另一种说法，是指编创者根据"美感"三原则进行艺术创作的专业性学问。分散的动作以内涵结构和形式结构（即"核"与"形"）的一致性为前提组成舞蹈语言，这是舞蹈创作者所应有的基本修养。对于经过专业训练的编导，编创"语言"并不困难，也并不是高标准。编创出具有"美感"效果的语言，给人以难忘的"美感"印象，却不仅仅是凭借编舞技巧所能达到的高标准了。任何艺术门类的艺术家，都将创造出能留给观众难忘的"美感印象"为己任，而要达到令人难忘的"美感印象"，前提是作品的"美感效果"。舞蹈"美感"的三原则包括：美的物质性；美的关系性，多种物质变化调和之综合；美的理想性和美的趣味倾向，这是构成美感的本质因素，为三原则之首，这是创造者的修养、品味、气质在追求美的过程中的渗透。

1. 诗化要求

诗化的语言和平庸的语言在表现的深度、力度、美度方面是大不相同的。

语言平庸便失去了一半生命。舞蹈语言的诗化可以从三个方面去衡量。

（1）感情充沛。舞蹈本身就是情感性很强的艺术，舞蹈语言的重要表现功能是外化人的内心世界。无论是感性形式还是较理性的形式都要求动作语言要有充沛的内在激情及质量。特别是人物处于内心激情时，舞蹈语言更要热情洋溢，光彩焕发，明确肯定。反之，强烈的内在激情要有明确真挚的语言去表达，舞段或作品才会有高潮、有起伏、有抑扬顿挫的内在节奏。

（2）语言的精炼。诗化的语言总是精炼的，情感浓度强的语言也是精炼的，愈是精炼的语言越有耐人寻味的内涵。

（3）形象生动。形象生动的语言具有煽动性，能激起观众强烈的共鸣，导引观众窥探人物的内心世界，促进观众对人物整体形象的认可。情感充沛精炼、形象生动是舞蹈语言诗化的几个特点。完全不是动作美不美、新颖不新颖、奇特不奇特的问题，而是强烈、精炼、形象地表现人物在某种情境中的特定感情。组合平淡、起伏失调、形象呆板的舞蹈语言，犹如一杯白水，淡而无味，尽管演员条件很好，动作完成得很美，却不能给观众留下隽永的印象。

2. 个性化要求

舞蹈语言的个性化，并非怪异，并非变态，而是建立在人的共性情感基础上的个性，观众在接受时才会有熟悉感，有感同身受的兴味，又因为在共性基础上突出了个性，观众在接受时才会有新鲜感，有重新投入、重新体验的补偿性满足。过于怪异的形象，容易产成陌生感。陌生也会有吸引力，但缺少导引观众深入其内的具体感人因素，难以使人产生观赏后因念念不忘而在内心屏幕上进行再观赏的兴味。

3. 形式美要求

形式美，是舞蹈语言的天职，没有令人悦目的形式，难以进入舞蹈审美的视觉通道。因此，有人说，美是舞蹈的第一要素。但是，切不可因此而误解只有美的动作、美的服饰、美的女孩才是舞蹈审美的唯一对象。从美学的角度讲，艺术化了的"美"与"丑"都是具有审美价值的，因为它们都是艺术家精心创造的产物。"美"与"丑"的形象均须按照舞蹈语言形式美的构成要素去编创，方能把"美"或"丑"的形象塑造得完整、生动，也才愈加具有审美价值。舞蹈语言形式美的构成要素主要表现在以下方面：

（1）旋律性要素。旋律性是舞蹈形式的生命。它将动作的基本元素（动态、动速、动律、动力）按照一定的关系，有机地组合成抑扬顿挫、起伏跌宕的流动语言，达到"核"与"形"的完美统一。抑扬顿挫、起伏跌宕是形成语言旋律性的重要标志，因为其中包括了刚柔、强弱、高低、大小等对比关系。没有对比便没有起伏，没有起伏便没有节奏，没有节奏便没有旋律。流动是舞蹈语言旋律性的重要形态，没有流动便失去了语言的生命感。静止造型是流动中的短暂凝固或流动前的准备，从比例关系上讲，一个舞段中的静止造型与流动语言在量的比例上不能超过三分之一，更不能是一比一的关系，否则，流动感便会被破坏。一比一不是"平衡"而是"平均"，在舞蹈中，平均往往是呆板的同义语。

舞蹈中的流动美，是动作自身的运动过程同舞台调度的运动路线相结合的结果。人们观赏古典芭蕾时，令观众倾倒的往往不是它的题材，而是它超凡脱俗的形式美。芭蕾艺术家们懂得运动路线中点与线的最佳结合，他们总是把"点"（动作）最美的一面与"线"（舞台调度）最流畅的路线相结合所造成的流动美奉献给观众。几乎没有或极少出现在舞台的中心部位，将臀部或因透视关系而显得腿短的一面留给观众。芭蕾艺术最佳"点"与最佳"线"的结合所造成的美感效果，是独占舞蹈形式美欣赏价值之首的奥秘之一。

（2）突变性因素。运动过程中的突变，往往能造成出奇制胜的效果，产生较强的视觉冲击力。变快、变慢、变强或突然停顿都能使人产生突然的兴奋。心理学家研究表明，人的视觉注视某一对象时，两分钟左右对象若无变化，便会产生视觉疲劳或是视觉烦躁。为了让观众保持视觉的兴奋状态，延续审美兴趣，对流动中的突变性因素，应有足够的重视。

（3）技巧性因素。舞蹈中的技巧，是构成舞蹈形式美的重要组成部分。特别是人物的情感处于高潮状态时，恰如其分地用技巧推向高潮会使舞蹈形式增强新奇的美感，从技巧的完成中，能表现技巧的掌握者——人的智慧和力量。舞蹈中有无令人惊叹的技巧，往往是人们衡量舞蹈表演者是否具有专业水准的标志。保持形式美的高水平，技巧的作用不容低估。

（4）情采性因素。舞蹈语言中的"情"与"采"是构成舞蹈形式美的精髓。"情"是形的实质，"采"是形的修饰。美的形式主要借助人的视觉感受，美的形式的质借助人的心灵感受。在某些舞蹈作品中，常常能看到"情"与"采"错位的现象，即舞段内涵似乎很丰富，演员的面部表情十分激动，但动作语言却十分苍白粗糙。这种情况极大地影响着观众的欣赏兴趣。

从形的"质"到形的"采"都能透射出编导者的文化修养与艺术气质。所以把"情采兼备、文质彬彬"视为语言形式美的首要。舞蹈语言的形式美，是集多种因素而成的综合显现。舞蹈编创者到了一定境界，对各种因素之间的关系、比例的运用，会有自己独到的"奥秘"，是他人所不可模仿的"奥秘"。通过作品的光彩能感受到光之源来自作者心田的丰润与灵秀。

舞蹈语言是一门博大精深的学问，是一个永无休止的研究课题。随着舞蹈艺术的不断发展，将有许多未曾触及的有趣课题引发研究者的奇思妙想，对它做更深入的探寻与剖析。

二、舞动创编结构

"结构"本是建筑术语，是"组合连接"的意思。被艺术领域借用过来之后，便赋予这个术语以更丰富的含义。舞蹈创作中的结构问题，不仅作为创作步骤之一来重视，而且是衡量舞蹈编导艺术功力的重要标准之一。因此，在舞蹈编导人才的培养中，"结构"也是专门的训练课程之一。

（一）创编结构的属性

在舞蹈艺术中，"结构"和"语言"是作品的两大基本表现手段，也是构成舞蹈艺术美学特点的两大基础。"结构"既属于形式范畴，又属于内容范畴。准确地说，"结构"是将生活体验或观察感知转化为艺术成品的重要关键。说它属于形式范畴，是因为在"结构"这一步骤中，要确定时间长度、舞段安排、表现风格、语言基调这些"外结构"的范围。说它属于内容范畴，是因为在"结构"这一步骤中，对生活体验或观察感知要精心筛选、裁剪，将客观对象的直接观察转化为编导的主管发现与选择，这要调动编导已有的知识和经验，通过认识活动、联想与想象活动、情感活动、在抽象思维指导下的形象思维活动等多种心理活动的协调、配合下所激发出的审美判断，才能对客观对象进行深化，从而确定表现范围与表现内容。因此，"结构"是编导者"头脑中的创造"而不是操作性创造。而从编导创作心理过程的特点来讲，凡是舞蹈家"头脑中创造"的，便是"头脑中形象"的。也就是说，表现内容与表现形式在孕育过程中是共同生长的。如果说，题材的选择侧重于"表现什么"的思考、语言创造侧重于"怎样表现"的思考的话，那么，在"结构"这一创作则二者兼而有之。既思考着"表现什么"，又思考着"怎样表现"。因此，"结构"具有形式与内容的双重属性。

（二）创编结构的功能

结构在舞蹈创作中的重要性还远远没有被舞蹈家们充分认识，在理论研究中更没有形成符合舞蹈美学原则的结构理论。各艺术门类对结构的研究已经相当深入。就拿与舞蹈关系最为密切的音乐来看，专门研究音乐作品构成统一整体、各部分的结构规律以及对音乐作品的结构形式、主题和非主题成分的组合、调性布局等，已经发展成一门专业课题——曲式学。以同舞剧关系密切的文学、戏剧而言，对结构的研究已形成专门学科。其他如绘画、雕塑、书法等均有自己独特的结构理论。各艺术门类，由于思维材料、思维过程、表现方式的不同，其结构原则及结构思维也各有其特点。下面介绍"结构"在舞蹈创作中的重要性表现。

1. 基础性功能

舞蹈的题材一经确定，结构便是创作的基础。谋篇布局、意境情调、音乐特色、时间长度、舞段安排、语言风格，甚至舞蹈形象的雏形、道具服饰的特色等等有关表现内容及表现形式问题，均在结构这一步骤的构思之中。如果把创作一部作品比作建造一座大厦的话，结构便是这所大厦的设计图纸，施工操作全以设计图纸为依据。结构不是操作性创造，而是"头脑中的创造"，是艺术思维活动的实质性创造，是多种心理活动协调配合的艺术思维过程。一个完善结构的产生，其实已完成了创作进度的大半。因此，结构的重要性首先是它的基础性功能。

2. 表现性功能

结构的表现性功能，毫不次于舞蹈语言的表现力。一个清晰、明确的结构，既能表现出内容的含量、情感的浓度，又能表现出舞台形象的走向及语言的风格特点。通过结构的样式，还能表现出编导者的结构思维是属于"线型思维"还是"块状思维"。所谓"线型思维"，是按照故事情节的发展顺序从发生、发展、高潮到结局的顺序进行作品的构思。所谓"块状思维"，是依据事件的内在逻辑或人物的内心活动进行多方面的开掘。"线型思维"与"块状思维"并无高低优劣之分，重要的是看它是否恰如其分地契合题材的特性和表现范围。结构是看不见的作品雏形，但这雏形表现出未来作品的轮廓与基调。有经验的舞蹈家，一听某个作品的结构便可联想到未来作品的概貌。即使经验不甚丰富的舞者，听别人叙述结构时也能依稀隐约地联想作品的大致形象。

3. 审美性功能

在"舞蹈题材"一章里曾经讲到，舞蹈家对来自客观生活的种种刺激不是被动地接受，而是通过"主体预结构"的选择，接纳与构建，那来自客观生活的刺激方能被舞蹈家主动把握。这里所说的"主体预结构"的选择、接纳与构建已经进入"结构"的创作步骤了。只不过这时的选择、接纳与重建更多地侧重于题材选择的方面，题材一经确定，其"主体预结构"的选择、接纳与建构则向着更高层次递进。此时，编导者不仅要调动起以往积累的实践经验，更要面对这新确定的题材，投注新的审美取向、新的审美判断对确定的题材进行深度的选择与构建。这时的选择与构建则更多侧重于对形式与内容的关系、对表现对象的审美取向、结构的样式选择等方面的思考。

同一个题材，不同的作者、不同的主体预结构、不同的审美取向、不同的结构样式选择，将会构思出很不相同的作品，得出很不相同的观赏感受。也就是说，在题材选择阶段，两个不同的作者的思维内容有较明显的一致性，即判断客观对象是否具有可舞性。当确定具有可舞性并确定要表现它时，"怎样舞""舞出怎样的效果"来，在"结构"这一创作步骤之后，便会得出两种不同的艺术效果。

（三）创编结构的本质

物质存在的基本方式是通过空间和时间来证明的。从空间的变化中，人们看到事物的存在形态；从时间的变化中，人们看到事物的运动现象。舞蹈，作为舞蹈家感知客观世界的一种主观"陈述"方式，首先是对现实时空关系的反应。但是，经过舞蹈家重新结构及精心安排，客观现实时空并非在舞蹈中重现，而是在舞蹈中重建。现实时空，按照事物自然的逻辑顺序构成因果关系。春夏秋冬，生老病死，按照自然的时间顺序展现人生的空间内容。舞蹈的时空，是舞蹈家对现实时空感知后的主观再造。它经过舞蹈家审美经验的筛选，融入了舞蹈家个人情感体验，又经过舞蹈专业技能的形式手段"物化"之后，方可成为直接可视的审美对象。经过舞蹈家这一创造过程，现实时空形态已被重建为审美时空形态了。人们对舞剧的"结构"有多种理解，其中最常见的做法是，编一个通顺的故事，分幕分场的安排，舞段的设置，音乐长度的确定，综合元素（灯光、舞美等）的运用等等，都可以叫作"结构"，也都属于"结构"这一创作步骤的工作内容。但是，这些属于技术型结构的范畴，不足以体现出"结构"的本质——对现实时空的重建。

一般小型抒情舞蹈的"转化"是从现实时空向舞蹈家主观心理的意象时空的"转化"，再通过舞蹈的专业手段及物质材料，将意象时空"转化"为观众直接可视的审美时空。这三种时空形态的两度"转化"，是一般小型抒情舞蹈或诗化结构的舞剧作品常见的重建方式。

舞剧中的"剧"，是通过在一定的空间、一定的实践中所塑造出的舞蹈形象暗示给观众的。在这里，"舞"与"剧"是融为一体不可分割的。没有了正在舞蹈着的形象，也就没有了"剧"的内容的展示，这应该是舞剧与其他戏剧艺术的区别。

中外舞剧绝大部分是根据文学名著、戏剧名著改编的。改编名著，在内容情节、人物性格方面会给舞剧一个坚实的蓝本，解决了舞蹈家编故事、写人物的难处。因为文学名著有较广泛的读者，其内容、人物读者均已熟知，有的甚至家喻户晓。文学、戏剧名著，本身已经是对现实时空的重建，舞剧在改变时，还需将文学的审美时空形态重建为舞剧的审美时空形态。这里，有一个"转化"问题。既要在改编中保留文学名著的精髓，又有舞剧艺术的美学特点，就要将原作中深层的底蕴保留在舞剧之中，而不是删繁就简地简化情节而削弱原作的形象力度。在改编中，对原著做出个人的解释不是"简化"或"淡化"，而是至关重要的"转化"。也即由文学的时空形态转化为舞剧的时空形态，由文学本体转化为舞剧本体。通俗地讲，同样的情节，在文学和舞剧中有它们各自存在的实际内容，有它们各自实际的结构方式。文学的内容转化到舞剧之中，必须找到舞剧能够接纳和表现，并能凸现舞剧艺术的形式优势的内容。改编后的舞剧才是有内容、有底蕴，又有舞剧审美特点的创作。

（四）创编结构的时空特征

艺术世界同物质世界一样，它的存在是以空间和时间来证明的。任何艺术都同样存在着将现实时空重建为审美时空的"转化"（创造）过程，只是由于不同的艺术门类所用的物质材料不同、思维过程有异、呈现特点有别，从而决定着各门艺术在处理时空关系时，着意寻求属于自己的东西以证明本门艺术的特殊规律，是其他艺术门类所不能替代的。但是，既然都属于艺术这个大家庭，都是对现实时空的重建，在特殊规律之中还必然会有着共性或兼容性的成分。尽管舞蹈艺术是通过人体语言来"说话"的特殊艺术，但它在进行结构处理时空关系时，不仅同诗、乐有着相近的特点，同戏剧、绘画、电影等也有着不容忽视的相互影响。每门艺术的所谓特殊时空关系，只是相比较而言的强调而已。空间与时间在舞蹈中是相互依存、相互能动、相互表现的，在长期艺术实践中，从众多舞蹈作品的结构样式中已经证明，舞蹈（或舞剧）的时空关系确实有着某些规律性的特征。

1. 时空互化特征

动作是舞蹈的生命，又是直接面对欣赏者的外层审美对象。动作在空间中展现，在时间中流动。在不断时间流动中，持续地展现它的空间形态，依赖欣赏者有着"视觉暂留"的生理机制，通过知觉联想、再造联想、情感记忆等心理功能，将一个一个连绵不断的动作复合成表情达意的语言，达到对作品内层意义的理解与共鸣。因此，没有直接可视的时空形态，不具备舞蹈艺术的基本前提；没有连绵不断的运动状态则不具有舞蹈的生命。舞蹈的时空关系就是这样相互构成着。

舞蹈空间与时间的相互依存、相互构成的特点，一是说明了舞蹈的空间（形态）生存于时间（动态）之中；二是空间与时间水乳交融所造就的表现力将是超群的，它打通欣赏者视觉和听觉两个"审美通道"。两个"审美通道"同时运转、互相配合，能够最大容量地接受美的信息。而且，这种美的接受，并非"一加一等于二"的积累，而是复合成整体的美感信息源。根据"整体大于部分之和"的原理，欣赏者所得到的不是动作加音乐，而是由它们整体表现出来的意义、意境、情感、形式美感综合而成的"艺术"。

时空互化的结构关系，还不仅在于艺术表现力的需要，而且在于其有着深层的心理基础。人的情感是一种跃动性很强的心理状态，又是一种最容易受客观刺激而立即有所反应的心理现象，这就赋予舞蹈一种自然的本性，即"情动见之于形"。内在的"情动"同外显的"形态"之间相依相存，使人在舞蹈欣赏时有一种自然的审美要求，即"有情必有动，有动必有形"，"动"与"形"同始同止，互为依存。不顺应这种心的自然要求，欣赏者的审美心境便会遭到破坏。其结果，不是被迫中断审美活动，便是转向审美之外的诧异。

舞蹈艺术的表现特点，影响着群体性的审美经验，群体性的审美经验反过来又深刻地影响着舞蹈表现特点的相对稳定性，从而促成了创作者与观赏者对舞蹈时空互化特点的默契与认同。

无论是舞蹈作品，还是雕塑、摄影或绘画作品，都需要在连绵不断的动作中塑造这个人物。只要在动，就有节奏，就有时间，就有空间与时间的关系。况且，这个特殊例子是舞蹈创作中的个别现象，以个别怀疑一般，是不可能导引出有价值的结论的。

2. 双重时空特征

舞蹈时空关系的另一个特点，便是双重时空的构成关系，是指两种时空状况并存于同一作品之中。这两种时空状态的第一种是指作品结构处理上的时空特点，第二种是指一个舞段的动作与动作之间连接组合的时空特点，这是两个不同层面的时空关系处理方式。一部作品的整体结构，在处理时空关系时，要在有限的物理时间（音乐长度）中尽可能地涵盖更大的空间内容，观赏者获得较多审美信息的同时又留给观众自由想象的空间。

在现实时空中，人的生、老、病、死是由一分一秒的物理时间积累起来的，完全按照物理时间的自然进程推进人生的生、死过程。在舞蹈作品中，一部长度为几十分钟，甚至十几分钟的音乐，便可以表现一个人生命的全过程。

正由于舞蹈动作的不确定性，因而又具有多效性。一个动作可以在不同的情绪状态下使用，高兴、悲伤、愤怒、激动时都可以使用。这样，舞蹈语言的组织就不可能如文学语言那样，以若干含义明确的基本构成单位组织起一段意义明确的语言来。舞蹈的情、意表达不求助于动作的解释性功能，而依仗动作与动作的连接组合构成视觉空间所具有的内在象征性所给人的暗示。一段表现恋人相爱或仇人相恨的舞段，观众无法找出哪一个动作代表爱，哪一个动作代表恨，而是在一定的时间之内所呈现的视觉空间所给人的暗示和感受，使观众感受到是的恋人相爱的情感或仇人相恨的情感。这种由不确定含义的动作所组成的视觉空间具有一定内涵的新质——语言。一个舞段的音乐长度是舞段的物理时空，一个舞段的视觉空间暗示给观众的内涵意义是作品的审美时空。物理时空与审美时空的矛盾统一，不确定含义的动作单位所组成的有确定内涵的舞段是动作与动作连接之后的升华，也是具体舞段这个层次的时空关系特点。作品整体结构的时空关系与具体舞段的时空关系共同完成作品的表达，共同构成舞蹈艺术时空特点的审美价值。

3. 自由转换特征

舞蹈的时空，是自由转换的时空。舞蹈、舞剧中的时间、地点、人物情感及人物之间的关系，不依靠布景的标示或文字的说明，而是全靠演员正在舞动着的那连绵不断的动作"造"出来的。这个特点，同被誉为诗剧的戏曲艺术的虚拟性特点十分相似。但是，舞蹈动作在戏曲中只是辅助性元素，它是依据唱词的内容规定而舞动的。舞蹈的虚拟性、象征性、表现性特点比戏曲更胜一等。

舞蹈舞台上所表演的形形色色的生活剧，全是由舞蹈语言造出来的"虚幻现实"。鉴别一部舞蹈或舞剧作品是否达到"舞蹈化"水准，从时空自由转换的处理与运用水准便可得出相当准确的答案。其中的关键在于创作者是否把握住了本门艺术的美学特点及创作规律，以及是一般的把握还是彻底的把握。创作规律是创作者应遵循的法则，美学特点是创作法则的外延，它们是互为表里的。掌握了法则，教条式地运用，还不能算是彻底地掌握了规律。在充分掌握法则的前提下能够做到"知法犯法，出其不意"，才会有新颖的独创性。但是，前提是首先要充分掌握规律，遵循法则，不懂规律的"自由"同完全懂得规律的自由是全然不同的两回事。

时空的自由转换，可以认为是舞蹈家的一大法宝。在运用这个法宝时，要尊重严谨的物理时空同自由转换的舞蹈时空之间的矛盾统一规律。否则，将不可能真正了解"法宝"的奥妙。时空互化、双重时空、自由转换是舞蹈时空关系的几个基本特点。所谓对舞蹈艺术创作规律的把握，实质上主要是对舞蹈时空特点的把握。因为舞蹈同其他艺术一样，离开了一定的时空结构形态，便无所谓艺术作品的创造。

第三节　混合表达艺术治疗研究

一、美术治疗与舞动的混合应用

美术治疗又称艺术治疗，同舞动一样，美术治疗作为表达性艺术治疗的一支独立学科，是一种独特的心理治疗模式。它集成心理治疗技术与创造性过程，用以提高心理健康和幸福感的水平。美国美术治疗协会定义美术治疗为：使用美术创作的过程，以改善和提高所有年龄个人的身体、精神和情感福祉的职业。它是基于这样的信念：有创意参与的艺术自我表达过程可以帮助人们解决矛盾和问题，发展人际交往能力，管理行为，减轻压力，提高自尊和自我意识，拥有洞察力。艺术治疗师可以使用多种技术方法，包括素描、绘画、雕塑、拼贴。治疗对象包括从幼儿到老人各个年龄阶段，所有经历过感情创伤，患有焦虑、抑郁等心理问题的个体，都可以受益于创造性地表达自己。医院、私人心理健康咨询诊所、学校和社区组织都设置了艺术心理治疗的服务。

美术治疗过程中，重点是个人的内心体验、感受、感知和想象。虽然艺术治疗可能会涉及学习技能或艺术技巧，但着重点是首先开发并表达来自个人内心的形象，而不是那些他看到的外在世界。虽然一些传统的美术课可能要求按绘画者的想象来作画，但在艺术治疗中，图像、感受、想法和创意绘画者的内心世界始终是头等重要的经历。

（一）混合使用的意义

（1）在舞动的实践中，美术治疗手段的结合使用可以帮助加深患者对肢体提供潜意识的认识，从肢体外部到心灵深处，从内部提高肢体的自觉意识，把肢体舞动的感觉述之于色彩、形象符号，留给患者自我观察的距离。

（2）美术治疗手段的使用可以成为对肢体舞动感到尴尬不适的患者一个安全过渡，有些患者会对暴露于群体的舞动产生压力威胁感，自己作画对他们而言则是一个安全岛。如果把画纸贴到墙上，或放到地上，患者用全身作为画笔，即可在绘画过程中展开肢体动作。

（3）美术治疗手段的综合使用可以促进患者在舞动时的精神性升华，色彩的想象创造给舞动的艺术性表达增加语汇。

（二）临床混合使用的方式

1. 利用色彩、形状表达并记录

第一，治疗师可以让全组患者闭眼、静坐、静躺，聆听并感觉自己的肢体、能量、精神之后，让患者选择三种不同的颜色，一种颜色代表消极的感觉，一种颜色代表积极的感觉，一种颜色代表中性的感觉。自由地使用线条、形状、节奏，描绘出当下的身心状态，可以是象征性具象的，也可以是纯粹抽象的。

第二，治疗师根据患者的描绘，以排除消极色彩、增加积极色彩为主题，采取治疗干预的措施，展开舞蹈运动过程[①]。治疗师引导患者把绘画的色彩、形状和节奏躯体化、动作化。通过空间、节奏、力度的调节促进患者的能量转化舞动。

如果患者的消极形状和色彩是乌云般的深灰色，治疗师可引导患者做象征性的运动，驱散云雾，增加蓝天和太阳光的亮度；如果患者的消极色彩和形状是红色火焰似的愤怒，治疗师可引导患者在激烈发泄怒火后，引进清新透明的、似缓缓流水的运动。

第三，患者用绘画再做一次自我身心扫描记录。大多数案例显示，经过上述过程，患者的绘图明显增加了中性和积极的色彩。

2. 利用自由绘画激发肢体舞动

患饮食障碍症的病人往往对自己的肢体敏感、反感，乃至消极抵触。有的抑郁焦虑症患者，情绪极为低落，对自己的躯体感到尴尬不适，表现出紧张、畏缩、僵持，害怕群组交流，拒绝舞动。

治疗师把大的纸张贴在墙上，让患者用画笔随意画圈，面对纸张，患者没有威胁感。患者开始画圈，从小到大，再画线条，从上到下，再画对角线，从左到右，治疗师可以鼓励患者用左手绘画，同时可加入音乐鼓励。

通过这个过程，患者在不自觉中进行了运动，扩展了空间，绘画本身用了

---

① ［美］琳达晓乔 . 舞动：以肢体创意开启心理疗愈之旅 [M]. 北京：中国人民大学出版社，2018.

力度一旦动起来，情感便有了疏导渠道，这时，治疗师便可顺势诱导，鼓励患者用自己的肢体来重复体现墙上纸张的色彩、线条动态和节奏。通过由绘画的肢体动作过程，患者便开始有舞动的动力和勇气。

3. 利用绘画帮助肢体舞动获得心理平衡目标

在患者情绪焦虑时，治疗师用接地气、核心力量、肢体放松、两极舞动工作配合曼陀罗（Mandala）绘画。曼陀罗绘画是一种传统的在圆圈内进行创作的绘画形式，以精神升华为目的，用于心理学领域，具有自我愈合与心理调节的作用。患者可以从肢体的调节阶段安全进入心灵的平和阶段直至精神的升华。

4. 利用绘画深化对肢体舞动的自觉认知

在做了本真动作后治疗师让患者画出自己的肢体动作经历。本真动作会激发出很多下意识，患者在绘画时重温动作的身心感受，能及时抓住最强烈的下意识冲击。有的画出奔跑吼叫的老虎，有的画出衰老的女人面孔，有的画出黑暗的小屋，有的画出草坪上放风筝的小女孩。

这时治疗师让患者面对自己的绘画，对身心经历进行有距离的观察探索。画老虎的患者意识到自己内心常年压抑的雄心得不到表现，像顺从的羔羊一样活着；画老女人面孔的患者意识到自己最大的恐惧是衰老；画黑屋的患者意识到自己内心隐藏的秘密像小黑屋锁住自己的灵魂；画放风筝的小女孩的患者是童年梦幻的呼唤等，患者对自己的肢体信息有了更深、更自觉的意识。

二、音乐治疗与舞动的混合应用

音乐治疗是由具备音乐治疗专业认证的治疗师，在临床中，使用以科学实证为依据的音乐干预手段，从而在具治疗性的关系中获得个人的目标音乐治疗师是一个成熟的、健康领域里的专家，把音乐使用于治疗性关系中，以解决个人的身体、情感、认知和社会需要。在评估每一个患者的优势和声音后，音乐治疗师提供的治疗措施包括创作、歌唱、倾听音乐或者跟着音乐做动作通过富于治疗内容音乐的介入，患者的能力得到加强并且转移到他们生活的其他领域。音乐治疗还为交流沟通提供了渠道，这对那些觉得很难用语言表达自己内心世界的人很有帮助。

对音乐治疗的研究证明了音乐治疗在许多领域的功效，譬如全面的身体康复和促进运动，提高患者参与治疗的积极性，为患者及其家庭提供情感支持，并为感情的表达提供一个出口。

音乐治疗包括：专业执照的音乐治疗师的参与。与大脑受枪伤的众议员吉福兹工作，帮助她的大脑恢复，从而恢复她的讲话能力；与老年人工作，以减少老年痴呆症的影响；与儿童和成人工作，以减少哮喘的发作概率；与住院的患者工作，以减轻疾病或手术造成的疼痛；与患有自闭症的儿童工作，提高沟通能力；与早产儿工作，以改善睡眠模式，增加体重；与帕金森症患者工作，以改善其运动功能。

音乐治疗学会强调区分音乐与音乐治疗的概念，临床音乐治疗只是专业性的，以研究为基础的学科，是以健康治疗和教育为目标，积极地把科学运用于富有创意、情感和活力的音乐经历的专业。在舞动中，音乐具有重要的作用。

（一）混合治疗的使用意义

第一，促进参与者的肢体舞动，增强舞动表达的积极性和创造性。

第二，把声音的表达与肢体的开放结合起来，从而起到身心从里到外的、更彻底的、从消极到积极的转变。

第三，具有增加和促进交流的作用。音乐演奏、歌声传递与舞蹈和运动结合使群体更具有正能量的凝聚力。

（二）混合治疗的临床使用方式

第一，用于促进身心的彻底放松。在舞蹈与动作的肢体情感表达后使用音乐治疗做全身心的清洗放松。

第二，用于提高与他人交流和沟通的能力。在舞动的肢体语言镜像交流后使用音乐治疗的节奏回音谷。在回音谷中，可以重复自己的节奏，然后互换，彼此需全力倾听，得到真诚的相互呼应这也是很好的注意力训练。

第三，用于增进正能量。用音乐治疗的音乐演奏、歌唱或击鼓做躯体情感表达的预热，以此激发舞蹈表达的动力，从里到外，使消极情绪加速消散，正能量得以发挥。在临床实践中，人们常看到患者走进小组治疗室满脸愁云、愤怒或呆滞麻木，走出时则阳光明亮、活跃健谈。

第四，用于提高自尊、自信、舞动通过自我报名和声明动作来增强患者的自我意识，音乐治疗常用歌词的填写表达自我的理想和希望，两者结合使用可使患者的自尊、自信得到强化。

第四节　舞动的未来展望

随着社会的发展，人们的生活水平与压力也在不断增加，而舞动充分利用了创造性的非言语沟通方式，把科学与艺术、东方和西方理念很好地结合在一起。治疗针对的层面与适用对象也非常的广泛，包括临床，学校、企业、社区等各个年龄阶段的人群。

未来舞动的相关人才，需要系统化的教学培养。因此舞动的学科建设是舞动工作中非常重要的组成部分。但专业学习对舞蹈者在知识技术层面、人品生活经历和身心成熟度的挑战巨大，需要在招生面试和培养上充分考虑。

中国国内大学还没有舞动这一专业设置，为了完善相关学科建设，需要结合我国的实际情况，结合先进的舞动经验，归纳总结出未来我国舞动的发展需要面临的挑战。

第一，舞动起步慢，学科规模较小。面对其他类型治疗，舞动较为分散，因此需要快速发展并扩大该学科规模。

第二，舞动的地位问题。在临床治疗中，舞动还处于辅助和从属地位，没有真正地被医院的精神科、心理科、放在重要的位置上。因此，需要提高舞动的地位，向人们普及相关知识。

第三，各个国家行业标准参差不齐。各个国家的职业培训项目、培训标准相差很大，使得在以男性居多的医学界和科学界对舞动的接受程度有异议，导致舞动师的职业身份认可不强。

第四，扩展在临床方面的创新性应用。需要在临床外进行，并将其纳入医疗保险系统，同时要积极和其他创造性艺术治疗进行合作与联合，在科研、职业培训和认证标准上做好脚踏实地的工作。

参考文献

一、著作类

[1][美] 黛安娜·帕帕拉，萨莉·奥尔茨，露丝·费尔德曼著；申继亮译 . 发展心理学：从生命早期到青春期（第 10 版）[M]. 北京：人民邮电出版社，2013.

[2][美] 琳达晓乔 . 舞动：以肢体创意开启心理疗愈之旅 [M]. 北京：中国人民大学出版社，2018.

[3][美] 苏济·托尔托拉著；廖彬彬译 . 动作的沟通力量与孩子的舞动对话 [M]. 厦门：厦门大学出版社，2018.

[4] 董奇，陶沙 . 动作与心理发展 [M]. 北京：北京师范大学出版社，2002.

[5] 何群 . 舞蹈动作与创作思维 [M]. 北京：中国戏剧出版社，2011.

[6] 胡尔岩 . 舞蹈创作心理学 [M]. 上海：上海音乐出版社，2016.

[7] 李微笑 . 舞动治疗必修教学手册 1 舞动治疗入门 [M]. 北京：中国轻工业出版社，2018.

[8] 刘心畅 . 艺术鉴赏与艺术治疗 [M]. 湘潭：湘潭大学出版社，2018.

[9] 赵研，彭紫焱 . 舞动舞蹈与心灵的对话 [M]. 北京：知识产权出版社，2018.

[10] 周黎，陈雨豪，熊一璇 . 舞蹈编排与创作技法基础教程 [M]. 武汉：华中科技大学出版社，2016.

二、期刊类

[1] 陈华，金莉蓉，李洋，等 . 舞动在帕金森病康复中的应用 [J]. 神经病学与神经康复学杂志，2017，13（02）：66–69.

[2] 陈华，张晶璟，诸顺红，等 . 舞动在精神康复中的运用探索 [J]. 健康教

育与健康促进，2017，12（05）：427–430.

[3] 陈怡静，陈杰，杨冰香，等. 抑郁症病人舞蹈治疗效果的系统评价 [J]. 护理研究，2018，32（10）：1543–1550.

[4] 范妤婧，高娟敏. 舞蹈动作治疗法研究进展综述 [J]. 南京艺术学院学报（音乐与表演版），2018（4）：107–110.

[5] 龚书静，韦耀阳. 舞动在幼儿自制力培养中的应用研究 [J]. 天津市教科院学报，2014（06）：82–84.

[6] 顾丽，赵妍. 舞蹈治疗对于舞者身心健康的意义初探 [J]. 北京舞蹈学院学报，2011（04）：85–87.

[7] 韩凯. 舞蹈治疗的理论及其运用的研究 [D]. 武汉：武汉体育学院，2015：22–42.

[8] 黄虹. 论舞动对大学生心理健康的有效应用 [J]. 美与时代（下），2018（02）：126–128.

[9] 黄任之. 留守儿童心理创伤的舞动 [J]. 湖南第一师范学院学报，2019，19（05）：37–41.

[10] 李颖. 南京市栖霞区 S 社区老年人对创意舞动的需求调查 [J]. 音乐时空，2015（16）：137–138.

[11] 刘燕. 舞动在精神康复团体临床应用中的思考 [J]. 中医临床研究，2018，10（33）：26–29.

[12] 罗轶. 舞动 [J]. 艺术评鉴，2016（11）：178–179+183.

[13] 马翱. 舞动本我体验 [J]. 齐鲁艺苑，2017（04）：36–39.

[14] 马古兰丹姆，刘坚，陈翟鹿子，等. 舞蹈治疗对大学生人际交往能力与情绪的影响 [J]. 上海体育学院学报，2019，43（2）：86–90，96.

[15] 孟令智，张树霞. 药物联合舞动对神经症患者睡眠障碍的效果观察 [J]. 天津护理，2017，25（06）：519–520.

[16] 庞佳. 潜在成长模式应用研究——舞动对自闭症儿童共享式注意力的影响 [J]. 调研世界，2015（12）：53–56.

[17] 庞佳. 舞动疗法运用于特殊儿童康复研究述评 [J]. 中国特殊教育，2015（11）：19–25.

[18] 齐光辉 . 舞蹈治疗原理及其在危机干预中的应用 [J]. 艺术评论，2008（7）：12–17.

[19] 孙婕 . 舞动对当代大学生普及的重要性 [J]. 戏剧之家，2020（18）：137.

[20] 王雨帆 . 舞动生命的需要——舞蹈治疗 [J]. 戏剧之家，2018（22）：128.

[21] 谢丹 . 论舞蹈治疗对大学生心理健康的促进作用 [J]. 青海民族研究，2013（1）：168–170.

[22] 谢晖，王深 . 舞动的理论基础与研究现状 [J]. 心理月刊，2018（02）：31–33.

[23] 徐惠玲，冯鑫，黄艳影，等 . 儿童青少年舞动心理干预方案初探 [J]. 世界最新医学信息文摘，2017，17（87）：32–33.

[24] 徐攀月 . 失独老人的舞蹈治疗 [D]. 南昌：江西财经大学，2016：10–35.

[25] 轩希，吴捷，马慧霞，等 . 舞动对大学生自我接纳与自我效能感的干预 [J]. 中国临床心理学杂志，2017，25（3）：584–587.

[26] 轩希，徐晟，陈瀛，等 . 舞动对高校辅导员职业倦怠的干预研究 [J]. 心理与行为研究，2016，14（5）：697–700.

[27] 阎博，樊富珉，喻丰 . 动觉共情干预在舞蹈动作治疗中的应用 [J]. 心理科学进展，2018，26（3）：496–502.

[28] 周红 . 舞蹈治疗简介 [J]. 中国心理卫生杂志，2004，18（11）：804–805.

[29] 周玟汐 . 舞蹈治疗在舞蹈编导教学中的应用 [J]. 北京舞蹈学院学报，2016（04）：21–25.

[30] 周宇 . 舞蹈治疗的回顾、现状与展望 [J]. 北京舞蹈学院学报，2016（01）：80–84.